O ORÁCULO DO CORPO SUTIL

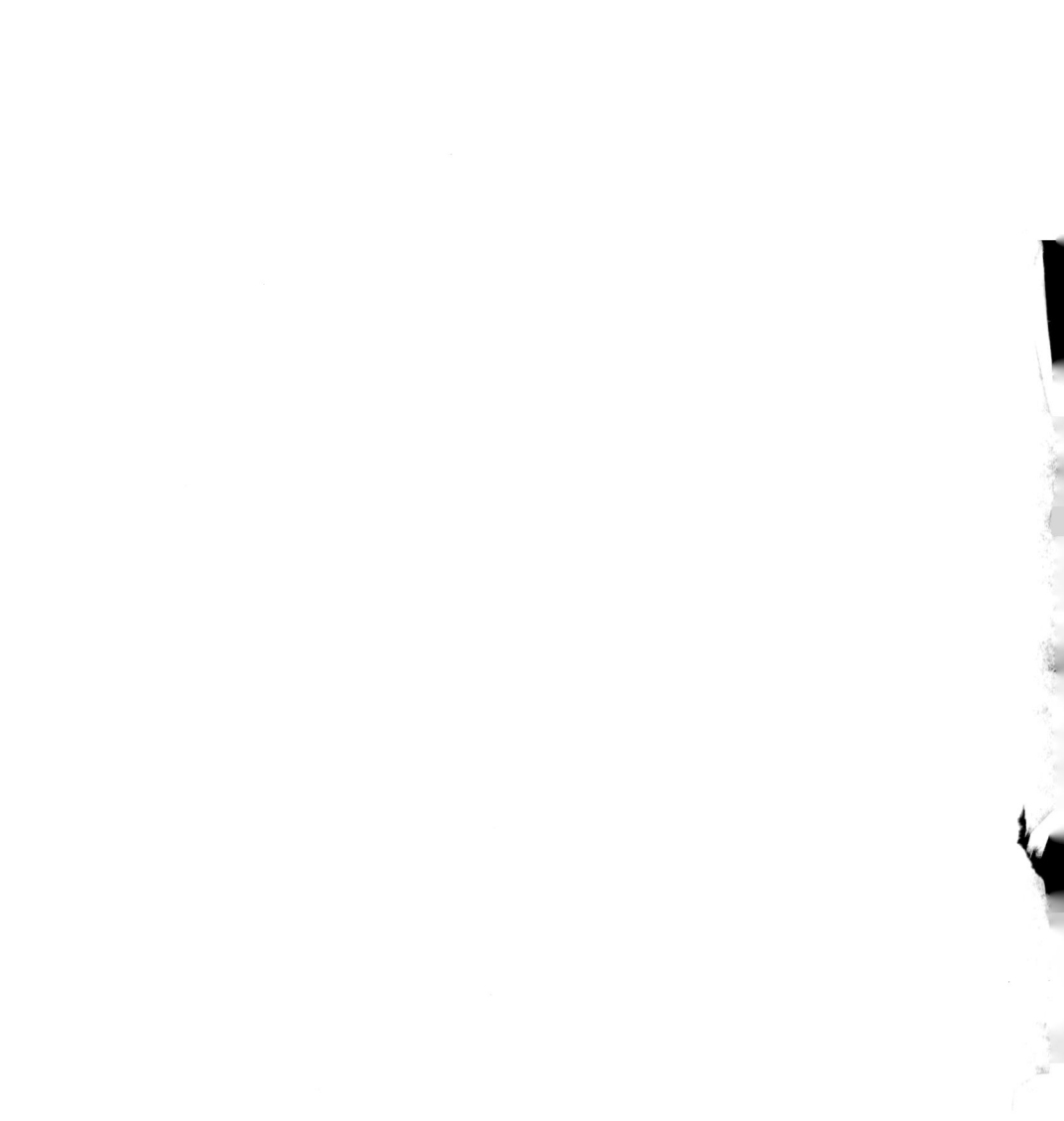

**A Bênção do Útero é o caminho do despertar
de sua autêntica feminilidade.
O *Oráculo da Lua Vermelha* ajudará você
a vivenciar sua verdadeira natureza,
apoiando-a e mantendo-a
brilhante no mundo.**

www.wombblessing.com

O ORÁCULO DA LUA VERMELHA E A BÊNÇÃO DO ÚTERO

A Bênção do Útero é um meio pelo qual podemos despertar as energias de nossos arquétipos. Não basta, porém, despertá-las; é preciso **vivenciar essas energias** para que se fixem em nosso ser, tornando-se de fato uma encarnação da Deusa Cíclica.

O Oráculo da Lua Vermelha é uma bela maneira de dar apoio a esse despertar entre uma Bênção do Útero e outra.

Use as cartas todos os dias para se orientar sobre como vivenciar com mais harmonia os arquétipos, para não perder a consciência de sua beleza nem de seus dons interiores.

Use a Meditação do Ciclo para acompanhar a energia da Bênção do Útero à medida que ela fluir pelos arquétipos e, com as afirmações apresentadas anteriormente, dê apoio à cura e ao despertar.

CYNDI DALE
Ilustrado por **Adela Li**

O ORÁCULO DO CORPO SUTIL

Invoque o Poder de Cura de seu Corpo Energético
para Ter mais Saúde e Vitalidade em sua Vida

Tradução:
Martha Argel e Humberto Moura Neto

Editora Pensamento
SÃO PAULO

Título do original: *The Subtle Body Oracle Deck and Guidebook*.
Copyright do texto © 2023 Cyndi Dale.
Ilustrações © 2023 Adela Li.
Publicado mediante acordo com Sounds True, Inc.
Copyright da edição brasileira © 2024 Editora Pensamento-Cultrix Ltda.
1ª edição 2024.
Todos os direitos reservados. Nenhuma parte deste livro pode ser reproduzida ou usada de qualquer forma ou por qualquer meio, eletrônico ou mecânico, inclusive fotocópias, gravações ou sistema de armazenamento em banco de dados, sem permissão por escrito, exceto nos casos de trechos curtos citados em resenhas críticas ou artigos de revista.
A Editora Pensamento não se responsabiliza por eventuais mudanças ocorridas nos endereços convencionais ou eletrônicos citados neste livro.

Editor: Adilson Silva Ramachandra
Gerente editorial: Roseli de S. Ferraz
Gerente de produção editorial: Indiara Faria Kayo
Preparação de originais: Marta Almeida de Sá
Editoração eletrônica: Cauê Veroneze Rosa
Revisão: Adriane Gozzo

Dados Internacionais de Catalogação na Publicação (CIP)
(Câmara Brasileira do Livro, SP, Brasil)

Dale, Cyndi
O oráculo do corpo sutil : invoque o poder de cura de seu corpo energético para ter mais saúde e vitalidade em sua vida / Cyndi Dale ; tradução Martha Argel e Humberto Moura Neto. -- 1. ed. -- São Paulo : Editora do Pensamento, 2024.

Título original: The subtle body oracle deck and guidebook.
ISBN 978-85-315-2361-8

1. Chacras 2. Cura 3. Medicina energética 4. Oráculos 5. Saúde I. Título.

24-197211 CDD-615.53

Índices para catálogo sistemático:
1. Medicina energética 615.53
Cibele Maria Dias - Bibliotecária - CRB-8/9427

Direitos de tradução para o Brasil adquiridos com exclusividade pela
EDITORA PENSAMENTO-CULTRIX LTDA., que se reserva a
propriedade literária desta tradução.
Rua Dr. Mário Vicente, 368 – 04270-000 – São Paulo – SP – Fone: (11) 2066-9000
http://www.editorapensamento.com.br
E-mail: atendimento@editorapensamento.com.br
Foi feito o depósito legal.

ISENÇÃO DE RESPONSABILIDADE

As informações contidas neste pequeno livro e nas cartas não têm por finalidade o diagnóstico ou o tratamento de qualquer problema médico, emocional ou comportamental. Para abordar problemas sociais, emocionais, mentais, médicos, comportamentais ou outro tipo de problema terapêutico, por favor, consulte um profissional qualificado – um terapeuta, um psiquiatra ou um médico.

A autora e a editora não se responsabilizam por quaisquer situações que exijam algum profissional qualificado, e recomendamos que você consulte um profissional caso tenha alguma dúvida sobre o uso ou a eficácia das técnicas ou das informações apresentadas neste manual ou nas cartas.

As informações contidas neste guia e nas cartas devem ser usadas a seu critério e têm por finalidade unicamente auxiliar seu crescimento pessoal e o bem-estar espiritual.

SUMÁRIO

Introdução: A Jornada Energética	9

PARTE UM – O ORÁCULO DO CORPO SUTIL

Estrutura e Significado	23
O Sistema de Chakras	24
O Sistema de Meridianos	31
Os Campos Áuricos	38
Os Elementos Sutis	42

PARTE DOIS – TORNANDO-SE SEU PRÓPRIO ORÁCULO

Como Usar as Cartas de Energia	49
Os Quatro Principais Estilos Intuitivos	50
Preparando-se para Tirar as Cartas	55
• O Processo Espírito a Espírito	56
• Correntes Curativas de Bênçãos	61

Como Consultar o Oráculo do Corpo Sutil	63
Tiragens para Obter Informações	67

PARTE TRÊS – RECURSOS ORACULARES

Significado de Cada Família do Corpo Sutil	87
• Dicas para as Cartas de Chakras	87
• Descobrindo o Significado de um Meridiano	88
• Intensificando um Corpo Áurico	89
• Recebendo uma Energia Elemental	90

Perguntas Focais para o Oráculo do Corpo Sutil	93
Perguntas para os Chakras	95
Perguntas para os Meridianos	103
Perguntas para os Campos Áuricos	111
Perguntas para os Elementos Sutis	119

Introdução

A JORNADA ENERGÉTICA

Você está pronto para energizar sua jornada de vida? Parabéns! Estas cartas oraculares foram concebidas para ajudar você a fazer exatamente isso – com facilidade, alegria e todas as cores da vitalidade.

Ao longo do tempo, muitas culturas têm feito – e ainda fazem – perguntas a indivíduos com dons intuitivos, com o objetivo de chegar à verdade de determinada situação. Esses sábios especialmente designados fazem uso de suas capacidades extrassensoriais para consultarem-se com espíritos e com o Divino. Nesse processo, levam em consideração eventos históricos, situações atuais e possíveis futuros.

Esses místicos inspiradores são conhecidos por muitos nomes: oráculos, médiuns, adivinhos, intuitivos, psíquicos, videntes, curadores, xamãs, radiestesistas, cartomantes e curandeiros. É muito bom ir em busca de ajuda espiritual. Por intermédio dessas cartas, no entanto, você não precisará procurar uma fonte externa. Será seu próprio oráculo.

Você tem dúvidas quanto à sua capacidade de desempenhar um papel tão auspicioso? Pois não tenha! Todo mundo é intuitivo ou capaz de se conectar conscientemente com as verdades forjadas em reinos espirituais. Como poderá ver neste manual, há quatro maneiras principais de acessar sua intuição, e você será encorajado a usar alguma delas, ou todas, quando estiver interagindo com o baralho, seja para seu bem-estar, seja para o bem-estar de outra pessoa.

Seu "oráculo interior" é seu próprio espírito. Esta é sua essência, a centelha do Divino, que é unicamente você. Vou me referir com frequência ao Divino neste guia e nas cartas do oráculo, mas sinta-se livre para usar o termo que preferir: Unidade, Alá, Deus, Kuan Yin, Universo, Consciência, Providência, Poder Superior, Criador, Espírito ou o que lhe parecer correto. Às vezes, usarei o termo "Divino" e, outras, outros nomes. Inclusive, vou empregar deliberadamente o termo "Espírito" em um exercício que apresentarei e o ajudará a se conectar com sua intuição por meio das tiragens de cartas. Essa técnica é chamada "espírito a espírito" e vai lhe proporcionar proteção energética e facilidade em todas as suas atividades oraculares. Você também encontrará um exercício chamado Correntes Curativas de Bênçãos, que o ajudará a criar transformação.

Como vai descobrir, quando você for seu próprio oráculo, terá ainda mais poder para desfrutar de sua busca por aventuras.

A magia do Oráculo do Corpo Sutil pode ajudá-lo a encontrar uma direção estimulante, aprimorar sua compreensão de algum assunto em particular, solucionar uma questão importante, atrair alguma oportunidade colossal ou alterar uma atitude negativa em favor de ideias encorajadoras. Consultar essas cartas pode, ainda, o ajudar a impulsionar sua carreira ou seu propósito espiritual, melhorar seus relacionamentos e até mesmo reforçar seu bem-estar físico e psicológico. Essas cartas podem moldar sua vida em todos esses aspectos, pois não são cartas comuns. As cartas do Oráculo do Corpo Sutil são cartas de *energia*. Assim, foram criadas com base em uma sabedoria milenar.

Por todo o mundo, nossos ancestrais sentiam a energia de algumas maneiras que apenas estamos começando a compreender nesses tempos modernos. A energia é informação que se movimenta, e todas as coisas visíveis e invisíveis são constituídas por ela. Há dois tipos de energia, entretanto.

A energia física é tudo o que você pode tocar, cheirar, ouvir, degustar e ver. Contudo, a matéria física constitui muito menos que 1% de toda a realidade. O restante é a energia sutil. E são as energias sutis que decidem o que vai se destacar ou desaparecer na realidade 3-D, especialmente quando é direcionada por sua consciência.

Hoje, equiparamos as energias sutis às ondas-partículas quânticas — os *quanta* consistem nas menores (porém, mais poderosas) unidades de realidade. Basicamente, as energias sutis conformam a trama em torno da qual as energias físicas se organizam. Isso significa que, se você alterar as energias sutis que compõem determinada situação atual, desde um problema de saúde até a falta de dinheiro, será capaz de formular uma nova realidade, muito mais feliz.

Você se lembra de que acabei de dizer que as energias sutis compreendem mais de 99% de todas as energias disponíveis? Isso é algo verdadeiro. Graças a esse fato, há por aí grande quantidade de energias que podemos arrebanhar quando buscamos a transformação. Na verdade, a quantidade de energias é avassaladora.

Nossos ancestrais encontraram uma solução, e ela está entranhada neste baralho.

Usando a intuição, os antigos especialistas em energia perceberam a existência não apenas das energias sutis, mas também dos sistemas de energia sutil constituídos por elas. Assim como o corpo é composto de órgãos (como o coração e o fígado), canais (como vasos linfáticos e sanguíneos) e campos (de som e luz), a anatomia sutil também o é. A seguir, veremos as quatro famílias de energia sutil com as quais você vai interagir por meio dessas cartas.

INTRODUÇÃO | **A JORNADA ENERGÉTICA**

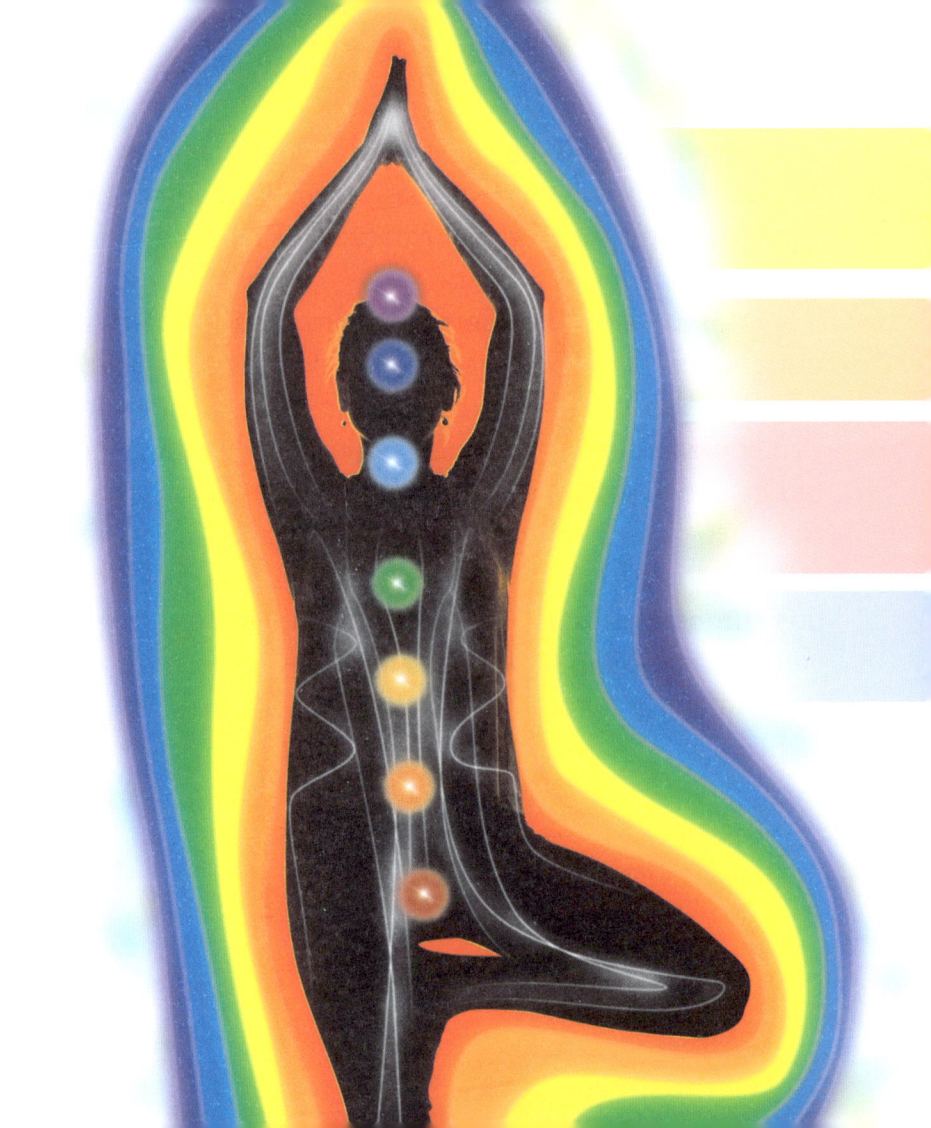

Órgãos sutis: os chakras, centros coloridos de energia que controlam os aspectos invisíveis e visíveis de todos os seres vivos.

Canais sutis: os meridianos, rios de luz que distribuem a energia vital através do tecido conjuntivo.

Campos sutis: o campo áurico multicolorido, constituído de camadas individuais que se estendem a partir dos chakras e rodeiam o corpo físico.

Elementos sutis: elementos fundamentais que compõem a realidade tangível e intangível.

Os mestres do passado ficavam espantados ao ver essas unidades de matéria que fluíam livremente, combinando-se e recombinando-se para formar todas as coisas – incluindo chakras, meridianos e campos áuricos.

Neste baralho há, ao todo, 52 cartas.

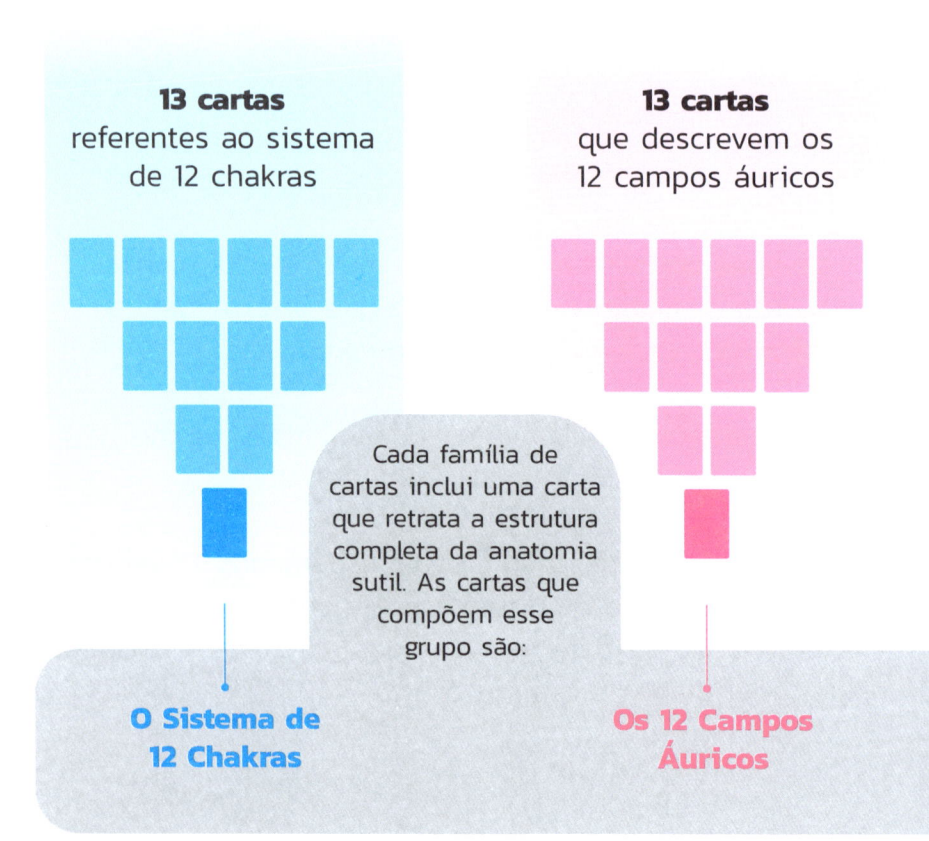

13 cartas
referentes ao sistema
de 12 chakras

13 cartas
que descrevem os
12 campos áuricos

Cada família de cartas inclui uma carta que retrata a estrutura completa da anatomia sutil. As cartas que compõem esse grupo são:

O Sistema de 12 Chakras

Os 12 Campos Áuricos

13 cartas
que representam os 12 meridianos principais, mais a carta Sistema de Meridianos, que inclui dois meridianos "extraordinários"

13 cartas
que representam os 12 elementos sutis, mais um Elemento Superior

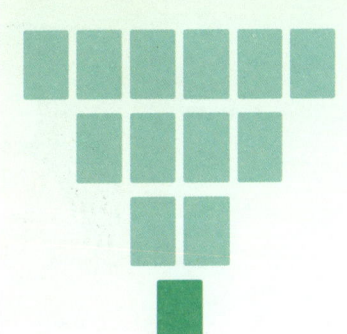

O Sistema de Meridianos

Os Elementos Sutis da Árvore da Vida

Cada carta contém o mesmo tipo de informação.

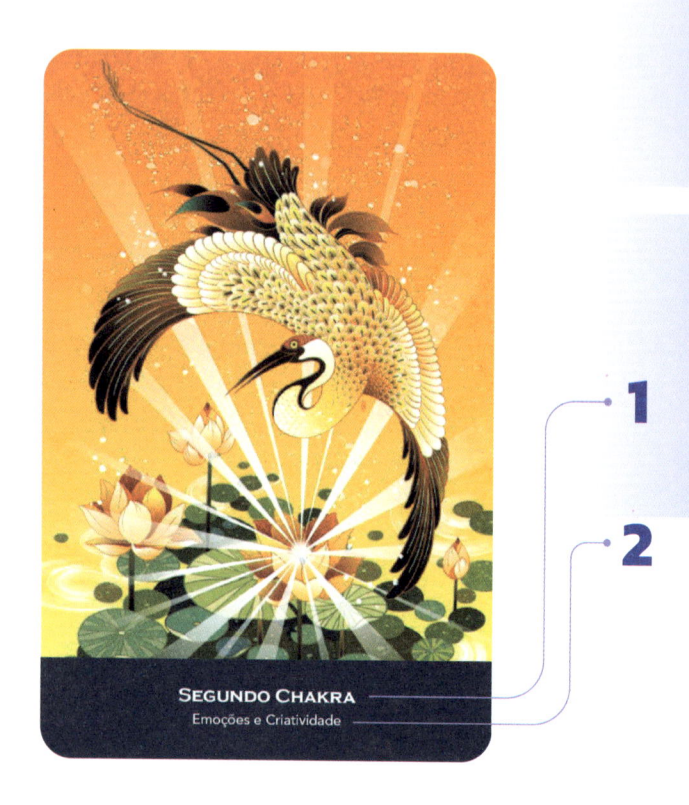

Segundo Chakra — **1**
Emoções e Criatividade — **2**

1

Título

Localizado na parte inferior da carta, o título indica o aspecto específico da anatomia sutil ao qual a carta se refere. Você encontrará títulos como "Primeiro Chakra", "Meridiano do Baço", "Segundo Campo Áurico" ou "Elemento Fogo".

2

Palavras-chave

Essas caracterizações curtas revelam as funções básicas do aspecto ou da energia do corpo sutil representadas na carta. Por exemplo, as palavras-chave do primeiro chakra são "Segurança e Proteção".

Ficou animado? Ao interagir de forma intuitiva com o baralho deste oráculo, você terá acesso a uma oportunidade incrível. Por meio dessas cartas, poderá fazer a intersecção entre seus sonhos e a realidade concreta. Plante as estrelas na boa terra verde e veja seu destino florescer.

PARTE UM

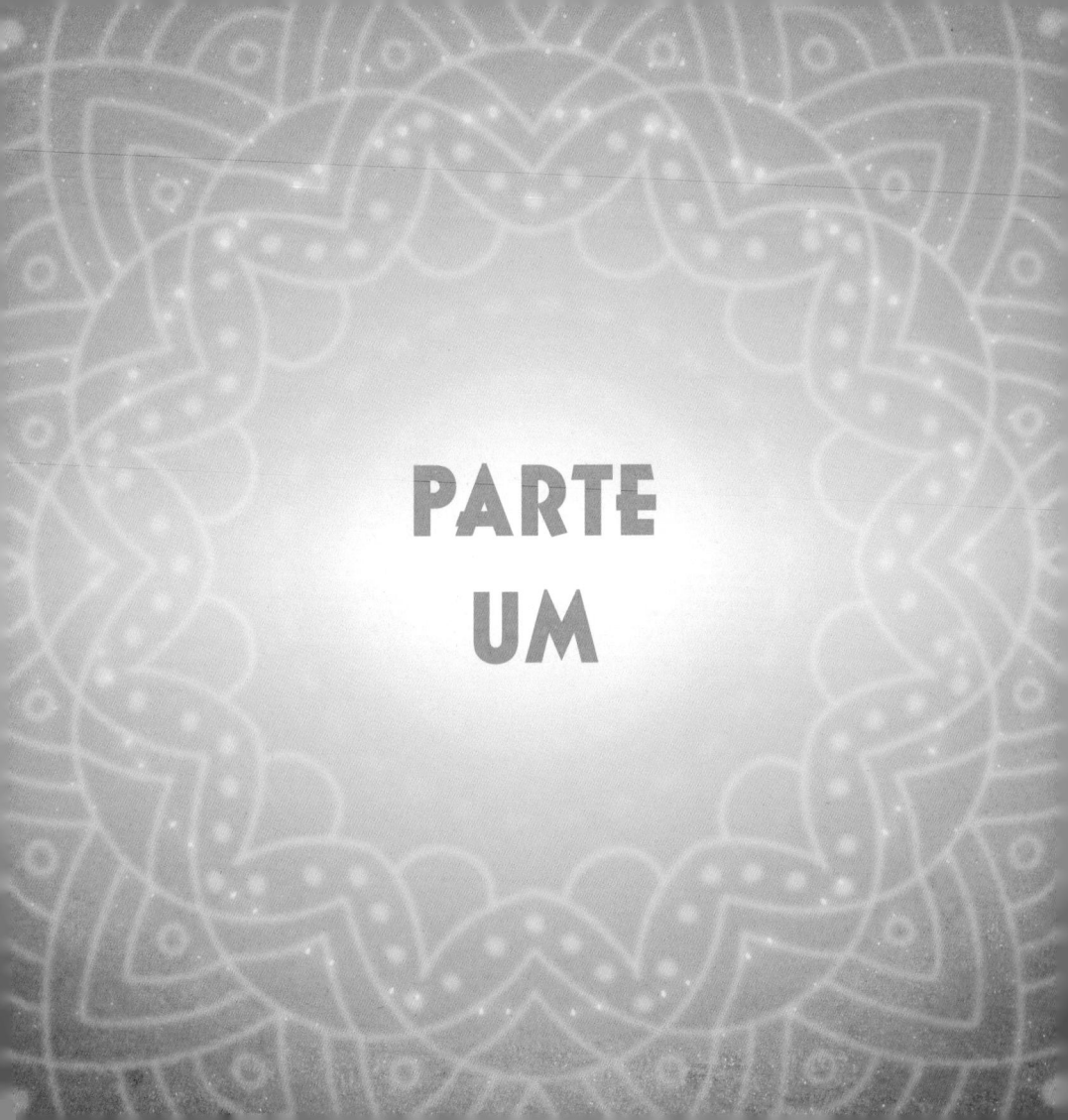

O ORÁCULO DO CORPO SUTIL

Estrutura e significado

Este baralho é mágico e esclarecedor, além de instrutivo. Por meio dele, você pode aprender muito não apenas sobre si mesmo e seu destino como também sobre suas anatomias de energia sutil e outras energias.

Essa primeira seção do manual é uma introdução aos chakras, aos meridianos, aos campos áuricos e aos elementos sutis. Você vai encontrar, ainda, algumas dicas sobre como interagir com as cartas de cada categoria.

O sistema de chakras

Os chakras são órgãos de energia sutil que convertem a energia física em energia sutil, e vice-versa.

Pense em cada chakra como um computador que controla funções físicas, psicológicas e espirituais específicas. Cada chakra – ou unidade computacional – está conectado aos demais para que desfrutemos de um estado constante de bem-estar e felicidade.

Há muitas definições da palavra "chakra", mas todas derivam do significado do termo em sânscrito, "roda de luz". É exatamente isso que são os chakras. São rodas de luz que você pode usar para conduzir sua vida na direção que desejar.

Você pode imaginar os chakras como um conjunto de vórtices rodopiantes, cada um de uma cor. As cores representam a dimensão de banda das frequências geridas por determinado chakra. Por exemplo, o primeiro chakra, localizado nos quadris, maneja todas as energias vermelhas. O segundo chakra, situado um pouco acima no corpo, controla as energias da cor laranja.

Literalmente, cada chakra gera o próprio campo áurico. Esse campo consiste em uma camada ou um campo de energia localizado na parte externa do corpo. Você deve trabalhar isoladamente com esses campos, mas é importante saber que estão conectados aos seus chakras.

A parceria entre um chakra e seu campo correspondente é total. Assim como um computador, um chakra opera com base em um *software* composto de programas. Os programas presentes nos chakras podem ter se originado das mais variadas fontes, incluindo a ascendência; a família de origem; eventos de infância, da vida adulta e culturais, entre outras. Esses programas efetuam múltiplas tarefas.

- **Decidem quais energias sutis podem penetrar ou não no campo áurico correspondente.**
- **Ajudam o cérebro a decifrar as energias sutis — ou mensagens — que chegam até um chakra.**

Esta é a base. Se a programação de seu chakra está lhe trazendo dificuldades, você deve alterá-la. Essa modificação faz parte daquilo que você vai realizar ao concentrar a atenção em uma carta de chakra deste baralho de oráculo. Se você alterar o *software* de um chakra, os aspectos de sua vida relacionados a ele poderão passar por uma transformação. Da mesma maneira, se você modificar aquilo que está codificado em seu campo áurico, o chakra irmão dele passará por um *upgrade*, e o aspecto de sua vida correspondente, *voilà*, vai melhorar! Enfim, você causará impacto em seu destino, ao mesmo tempo que ativará ainda mais seu processo de iluminação ou espiritualização.

Neste livro, você trabalhará com um sistema de doze chakras. Pode ver o sistema de chakras completo na carta de anatomia sutil "O Sistema de 12 Chakras". Delineei essa estrutura, décadas atrás, com base em imagens psíquicas dos chakras que visualizei quando criança. Meu minucioso sistema espalhou-se pelo mundo nos últimos trinta anos, e fico muito feliz por você aprimorar seu processo com ele. Além de interagir com os sete chakras intracorpóreos ensinados em muitas tradições de yoga, você também vai descobrir que está envolto por cinco chakras extracorpóreos. Esses cinco chakras adicionais expandem amplamente seus superpoderes e aumentam sua capacidade de criar transformações dinâmicas.

As cartas deste oráculo retratam um ser vivo que corporifica a energia do respectivo chakra indicado em cada carta. A carta "O Sistema de 12 Chakras" ilustra-os sobre uma figura humana, como os vórtices que eles, de fato, são. Cada uma dessas energias está viva dentro de você.

PARTE UM | O ORÁCULO DO CORPO SUTIL

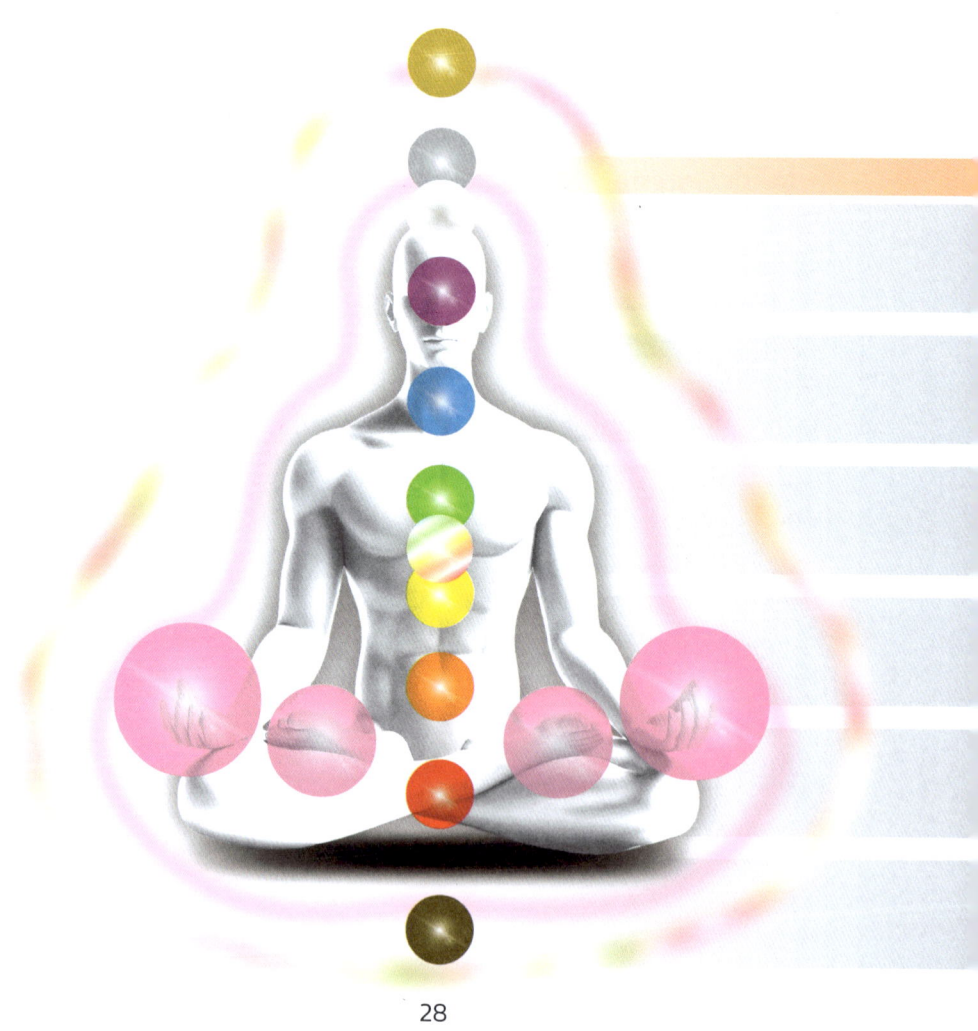

O sistema de 12 chakras

Chakra	Região do corpo	Cor	Palavras-chave
Primeiro	Quadris	Vermelho	Segurança e proteção
Segundo	Abdome	Laranja	Emoções e criatividade
Terceiro	Plexo solar	Amarelo	Crenças e estrutura
Quarto	Coração	Verde	Relacionamentos e cura
Quinto	Garganta	Azul	Comunicação e orientação
Sexto	Sobrancelha	Violeta	Autoimagem e visão

Chakra	Região do corpo	Cor	Palavras-chave
Sétimo	Alto da cabeça	Branco	Espiritualidade e conectividade
Oitavo	Dois centímetros acima da cabeça	Prateado e preto	Misticismo e sobrenaturalidade
Nono	45 centímetros acima da cabeça	Dourado	Harmonia e idealismo
Décimo	45 centímetros abaixo do solo	Marrom	Aterramento e natureza
Décimo primeiro	No campo áurico e ao redor das mãos e dos pés	Rosa	Comando e liderança
Décimo segundo	Borda exterior do campo áurico e centrado no meio do peito	Opalescente	Etéreo e exclusivo para você

O sistema de meridianos

Os meridianos agem como rios que movimentam a energia através do corpo. Neste baralho, você vai interagir com os doze meridianos principais – cada um dos quais desempenha um conjunto de funções vitais para o corpo, a mente e a alma – e também com dois dos vários meridianos "extraordinários", os vasos governador e da concepção, situados, respectivamente, nas partes posterior e frontal do corpo.

Os chineses descobriram os meridianos, ao menos, cerca de cinco mil anos atrás. Imagine o que os primeiros videntes sentiram ao perceber que canais de luz fluíam pelo corpo. Esse conhecimento ancestral levou à medicina tradicional chinesa (MTC), base de muitas formas da medicina oriental. Os tratamentos que se utilizam desses canais incluem acupuntura, acupressão e *qi gong*, todos os quais ajudam a circular o *chi*, energia vital que anima e faz fluir todas as coisas.

Os doze meridianos-padrão são basicamente vias elétricas que se estendem pelo tecido conjuntivo, interagindo com os sistemas cardiovascular e nervoso central. De modo geral, correm pela superfície do corpo pelo peito, pelas costas, pelos braços ou pelas pernas, embora haja afluentes que percorram caminhos mais profundos no interior do corpo.

Todos, à exceção do triplo aquecedor, estão conectados a um sistema específico de órgãos, enquanto, por sua vez, os importantes vasos governador e da concepção nutrem todos os órgãos. Saiba, porém, que o órgão é simplesmente parte do canal, e todo o percurso percorrido pelo fluxo tem relevância. Você pode pensar no órgão como uma casa ou um ponto de parada ao longo do respectivo meridiano – ele constitui um destino de chegada, mas não toda a jornada.

Um meridiano é incrivelmente complexo. Cada um deles está relacionado a um conjunto de tarefas físicas e funções corporais, a uma estação do ano, a um sabor, a uma emoção, a determinado elemento e a outros vários aspectos. A maioria deles também é identificada como primordialmente yin ou yang. Como você opera com base na intuição, não é necessário compreender todos os seus complexos componentes. Nas cartas, as figuras humanas são ilustradas como femininas ou masculinas, conforme o meridiano: yin (energia feminina) ou yang (energia masculina). A carta "O Sistema de

Meridianos" mostra todos os doze principais meridianos dos órgãos e, ainda, os vasos governador e da concepção, que nutrem todos os órgãos. Trace o trajeto de cada meridiano nas cartas de oráculo e no próprio corpo. Sua intuição vai colher aquilo que for importante e apresentar a você.

PARTE UM | O ORÁCULO DO CORPO SUTIL

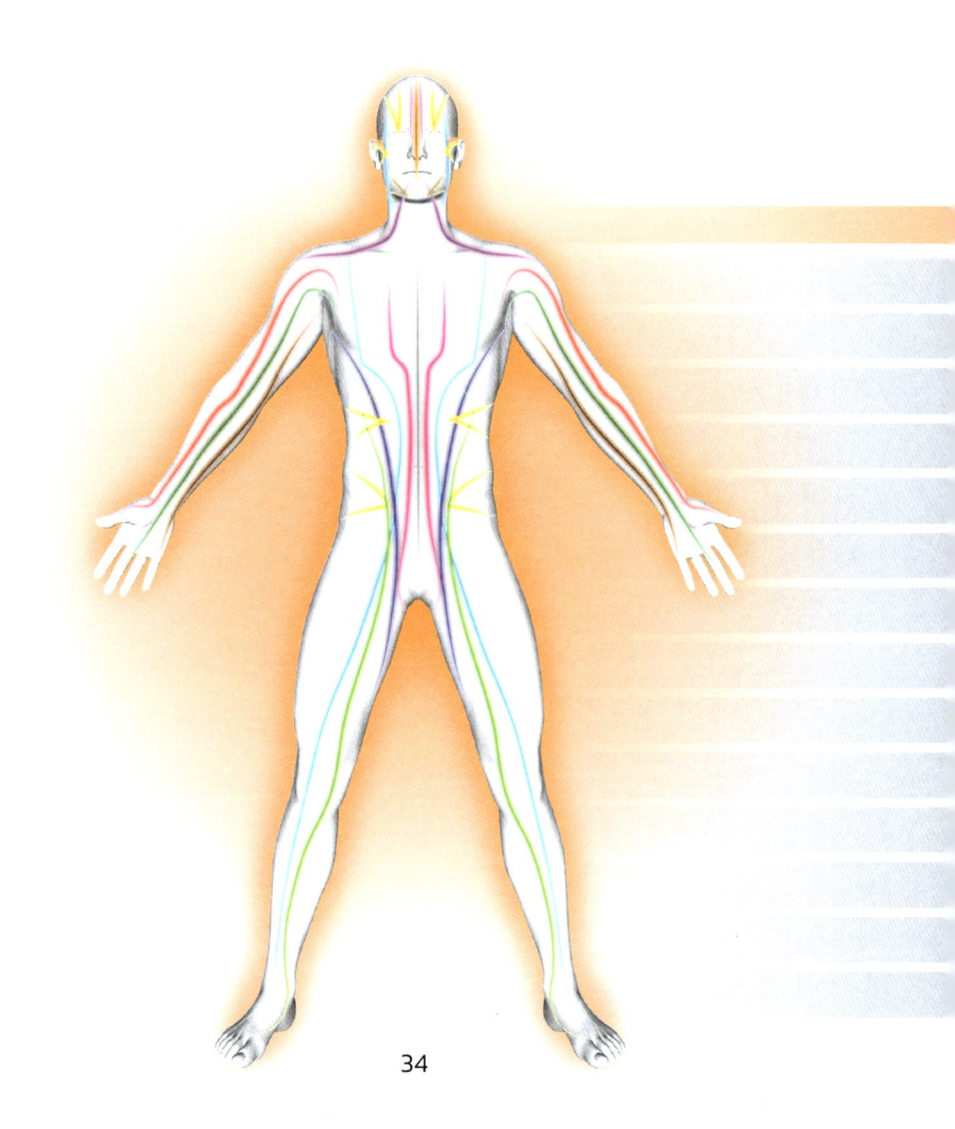

34

O sistema de meridianos

Meridiano	Yin ou Yang	Trajeto no corpo
Pulmão	Yin	Braço
Intestino grosso	Yang	Braço
Estômago	Yang	Perna
Baço	Yin	Perna
Coração	Yin	Braço
Intestino delgado	Yang	Braço
Bexiga	Yang	Perna
Rim	Yin	Perna
Pericárdio	Yin	Braço
Triplo aquecedor	Yang	Braço
Vesícula biliar	Yang	Perna
Fígado	Yin	Perna
Vaso da concepção	Yin	Parte da frente do corpo
Vaso governador	Yang	Parte de trás do corpo

Sistema chinês de cinco elementos

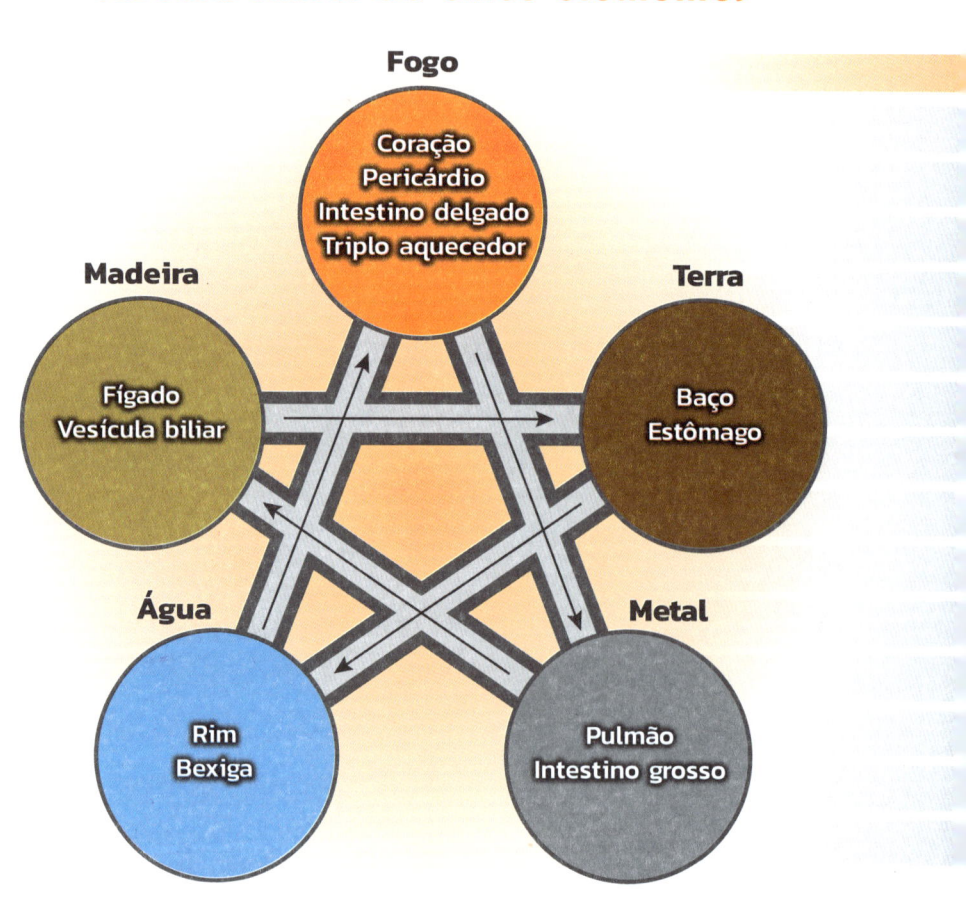

Fogo
- Coração
- Pericárdio
- Intestino delgado
- Triplo aquecedor

Madeira
- Fígado
- Vesícula biliar

Terra
- Baço
- Estômago

Água
- Rim
- Bexiga

Metal
- Pulmão
- Intestino grosso

Elemento	Palavras-chave
Metal	Força vital e espírito
Metal	Liberação e limpeza
Terra	Nutrição e processamento correto
Terra	Pensamentos e distribuição de energia
Fogo	Segurança e consciência superior
Fogo	Triagem e discernimento
Água	Armazenamento de energia e gestão de crise
Água	Ancestralidade e força de vontade
Fogo	Proteção e amor-próprio
Fogo	Regulação e comunicação interna
Madeira	Visão e tomada de decisão
Madeira	Planejamento e ação
Não aplicável	Rios de energia yin
Não aplicável	Rios de energia yang

Os campos áuricos

Você já viu a imagem de uma pessoa com o corpo rodeado de anéis de luz de cores vibrantes? Alguma vez viu um brilho em volta de uma pessoa, uma planta ou um animal? Essa é a aura, ou o campo áurico. É composta de doze diferentes campos áuricos, ou camadas áuricas.

Cada uma dessas faixas independentes de energia sutil é a extensão de um chakra. Com base na programação do chakra correspondente, cada campo atua como um sistema de filtragem, definindo quais informações podem ou não entrar.

Essas faixas de energia humana variam gradualmente em frequência e cor, conforme aumenta a distância a partir do corpo, fazendo a troca de informações entre nós e o mundo. As camadas coincidem em numeração e conexão com os chakras, à exceção do décimo campo áurico. Esse campo, em particular, está localizado do lado externo do primeiro campo áurico e é, portanto, seguido do segundo campo áurico, e assim por diante.

O décimo campo áurico, ligado ao décimo chakra, tem particular importância. Às vezes, é chamado de corpo físico etérico ou corpo causal e contém um lago semelhante a um espelho, através do qual você é intuitivamente capaz de ver tudo pelo que a pessoa passou, o que acontece atualmente e o que pode vir a acontecer no futuro. Você vai adorar trabalhar com essa carta quando tirá-la!

Você pode ver todos os campos áuricos na carta da anatomia sutil "Os 12 Campos Áuricos".

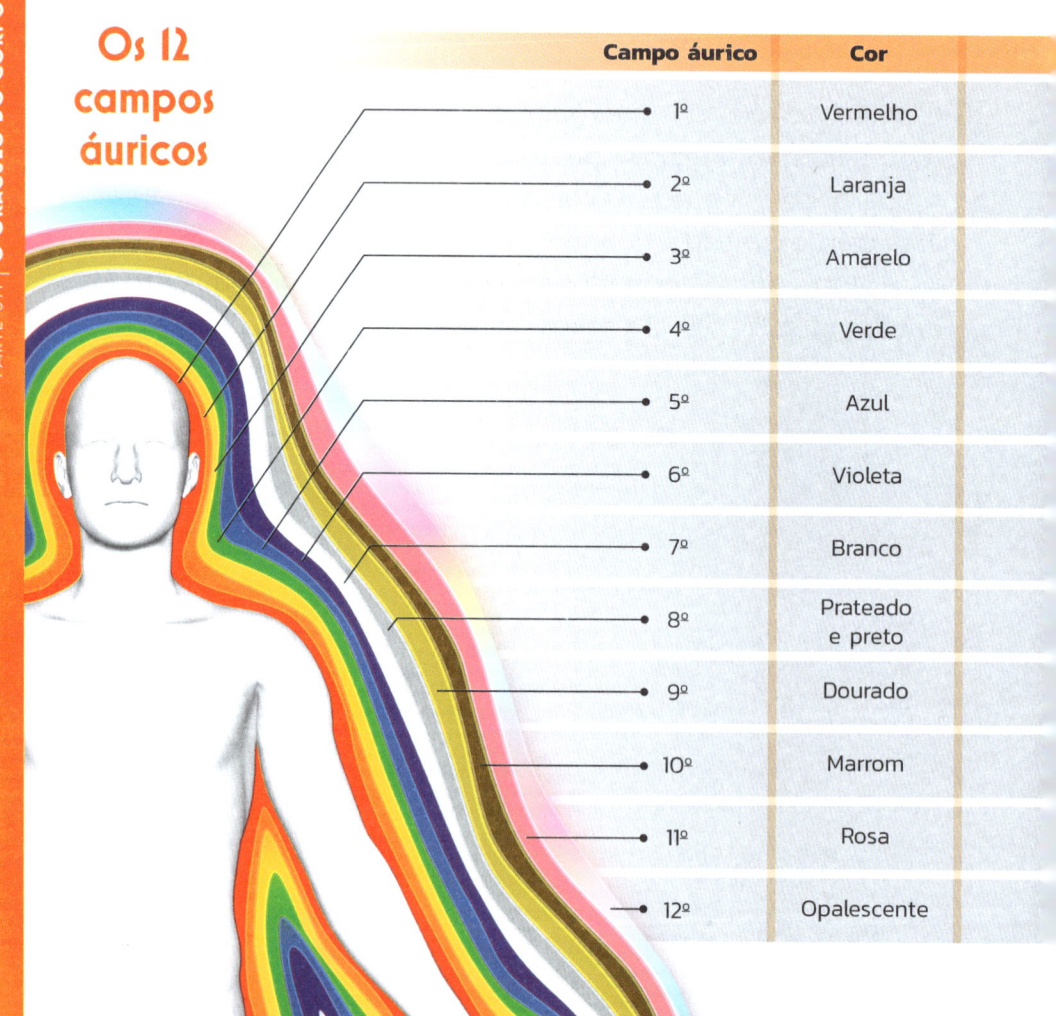

Os 12 campos áuricos

Campo áurico	Cor
1º	Vermelho
2º	Laranja
3º	Amarelo
4º	Verde
5º	Azul
6º	Violeta
7º	Branco
8º	Prateado e preto
9º	Dourado
10º	Marrom
11º	Rosa
12º	Opalescente

Palavras-chave	Função
Saúde do corpo e necessidades básicas	Protege as energias vitais
Trocas emocionais e sensibilidade a sentimentos	Sentimentos e emoções
Julgamentos e estrutura	Filtra ideias e crenças
Intimidade e cura	Atrai e repele relacionamentos
Orientação e expressão	Atrai, repele e envia orientações
Futuro e ressonância	Abertura para escolhas; orienta as decisões
Verdade de todas as verdades	Faz a conexão com espíritos, incluindo o Espírito Maior; orienta decisões espirituais
Interdimensionalidade e viagem temporal	Reflete o karma e absorve poderes
Códigos do destino e desígnios de vida	Faz a conexão com os outros, com base em questões da alma
Revelação de eventos ao longo do tempo	Espelha as crenças; atua como segundo eu
Reunião de forças e manipulação da forma	Comanda a força
Transcendência	Vincula-se ao ovo energético*; interliga o eu humano com o eu divino

* O ovo energético é um campo de energia com três partes, envolve todo o campo áurico e tem o formato de um ovo.

Os elementos sutis

Os treze elementos sutis constituem tudo o que existe – sutil ou físico – no Universo. Esses elementos têm feito parte de modalidades da medicina oriental e indígena há milhares de anos. Em geral, esses sistemas holísticos apresentam quatro ou cinco elementos. Contudo, criei uma carta para cada um dos elementos a respeito dos quais aprendi durante minhas viagens e meus estudos transculturais. Essa lista ampliada lhe trará os benefícios proporcionados por todos os elementos deste planeta e até mesmo das estrelas.

Como nota especial, a carta do elemento Estrela representa o casamento entre os elementos do Fogo e do Éter. Representa as energias que caem sobre a Terra provenientes de outros planetas e outras constelações. Descobri que muitas pessoas tiveram origem em outros planetas e depois vieram para a Terra. A alma delas, entretanto, com frequência, anseia pelas energias do lugar em que nasceram. Caso tire a carta do elemento Estrela, esteja aberto para receber as energias naturais daquele que pode ter sido um lar anterior, extraterrestre.

Os elementos podem existir por si sós no mundo físico. Por exemplo, o elemento Fogo é o principal componente de uma chama. Os elementos também se combinam, e o fazem com frequência. Por exemplo, o fogo pode ser combinado com a madeira para gerar uma fogueira.

Além de conformar nossa realidade material, cada elemento sutil representa um estado psicológico e espiritual específico. Voltemos ao elemento Fogo. No nível sutil, o fogo gera a paixão sexual e emocional. Também se faz presente quando somos guiados por um ardente propósito espiritual.

Todos os elementos sutis podem ser vistos na carta "Os Elementos Sutis da Árvore da Vida". Observe que o décimo terceiro Elemento Superior, o EU SOU, é representado como um brilho solar por trás da Árvore da Vida. Essas imagens da Árvore da Vida estão presentes em quase todas as culturas. Todos os elementos e a Árvore somam-se para constituir o Elemento Superior da Presença, a energia de todos os elementos sutis juntos.

Os 12 elementos sutis

Elemento sutil	Palaras-chave
Fogo	Regeneração e transformação
Água	Limpeza e fluxo
Terra	Aterramento e fortalecimento
Ar	Transmissão de mensagens e mudança
Metal	Afastar a negatividade e transmitir positividade
Pedra	Firmamento e estabilidade
Éter	Mente divina e ordem perfeita
Estrela	Paixões elevadas e lares interplanetários
Madeira	Alegria e crescimento natural
Luz	Cada cor, uma forma de amor
Som	Cada tom, um poder único
Argila	Corporificação e fisicalidade

Função
Purifica toxinas; fortalece os desejos
Cria fluxo e segurança emocional; promove a intuição
Manifesta necessidades materiais; repara feridas; permite o aterramento
Permite estar livre de distrações; fornece ideias; transforma a verdade
Provê proteção; detém comportamentos nocivos e entidades obscuras
Preserva o conhecimento histórico; incrementa a cura de acordo com a pedra
Convida a vontade do Espírito a estar presente em qualquer situação
Intensifica verdades; elimina mentiras; faz a conexão com outros sistemas planetários
Desencadeia novos começos e dá suporte a objetivos
Infunde amor de acordo com a coloração
Aumenta o poder de acordo com o tom
Soma àquilo que já existe; convida à transformação de acordo com a natureza da pessoa

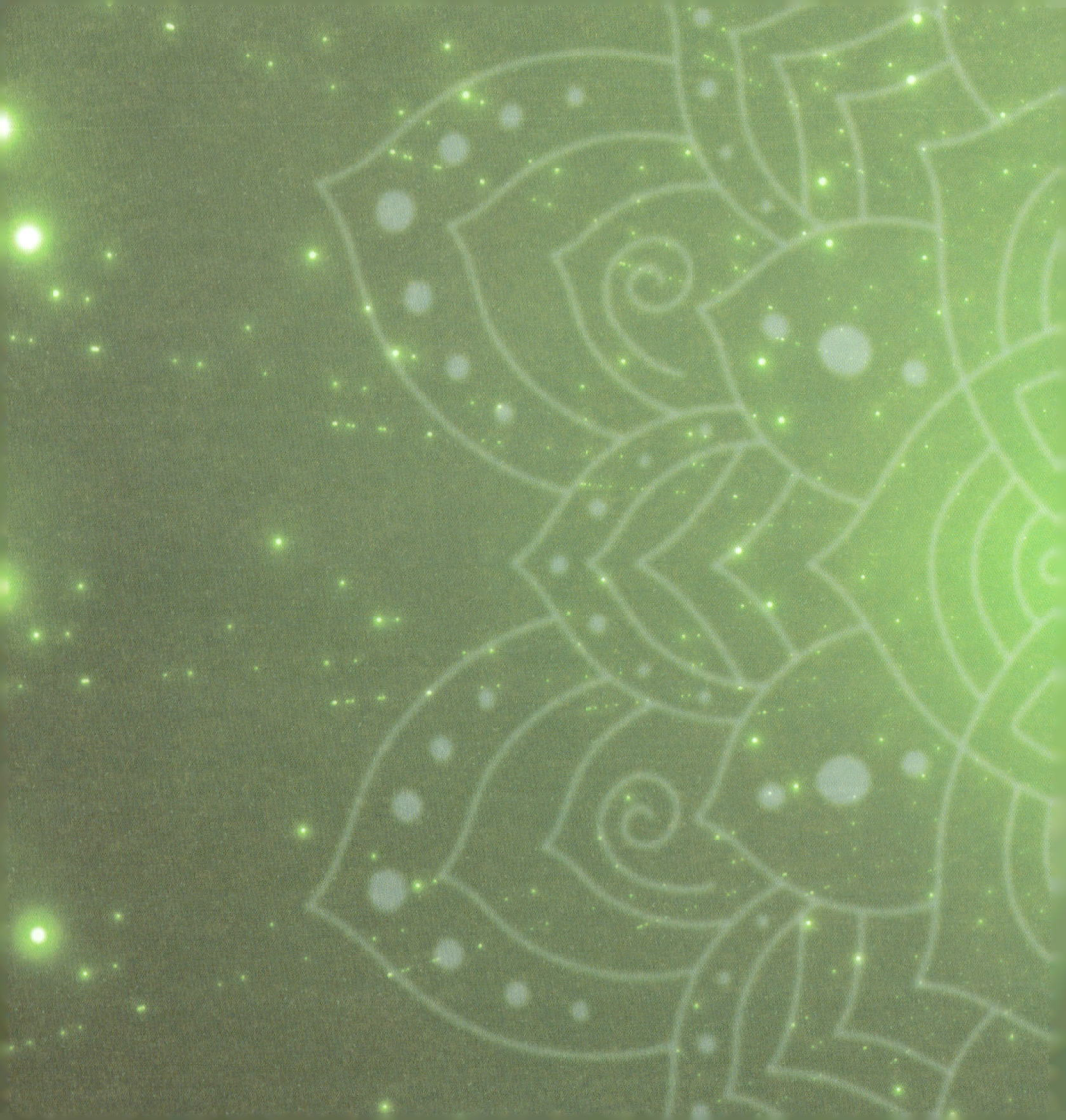

PARTE DOIS

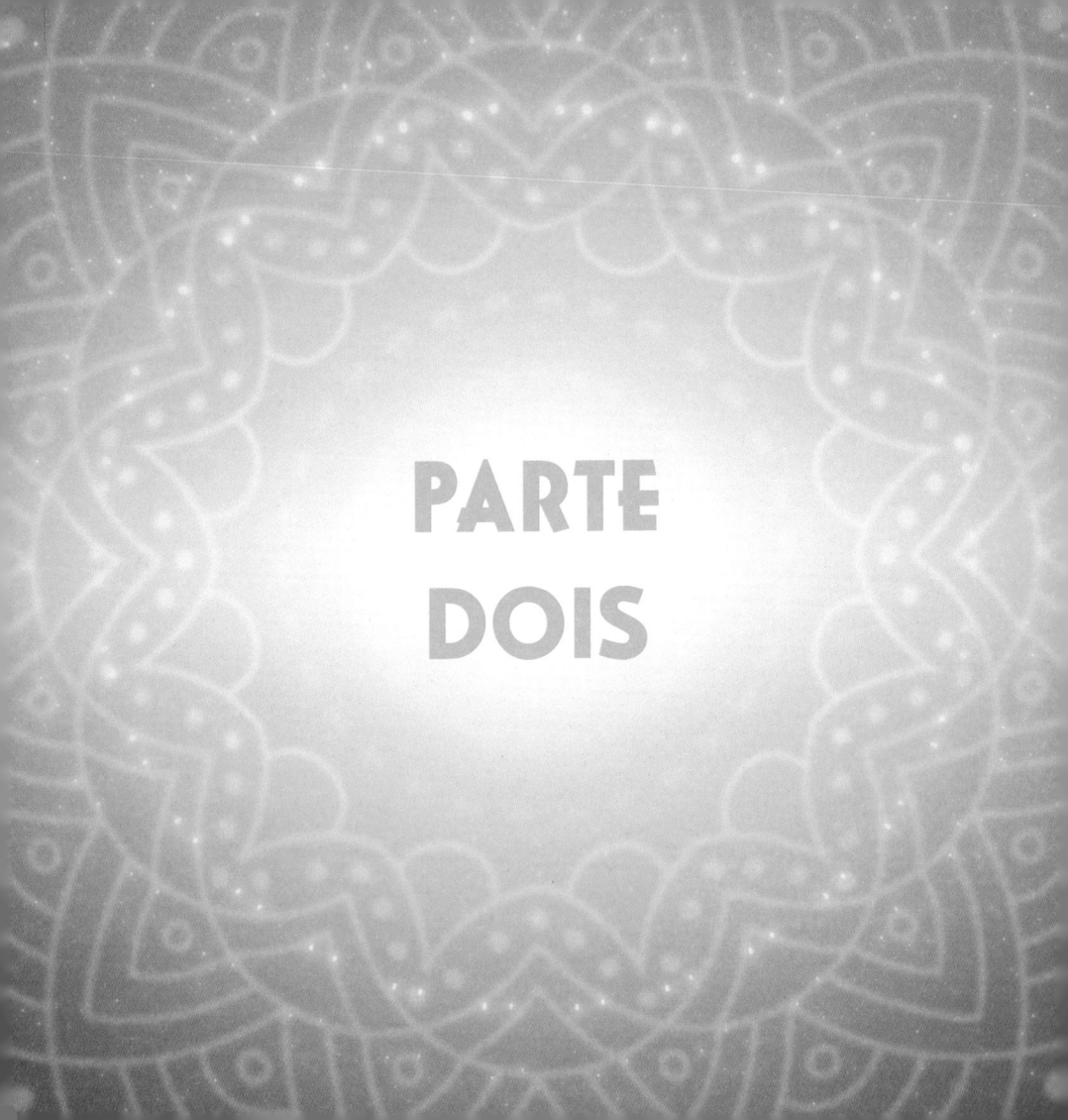

TORNANDO-SE SEU PRÓPRIO ORÁCULO

Como Usar as Cartas de Energia

O eixo fundamental de uma leitura de cartas começa e termina com o envolvimento de sua compreensão intuitiva. Você contará com suas faculdades intuitivas para aprofundar a experiência com este baralho. Isso porque a intuição é um veículo incrível, maravilhoso e imediato em direção à verdade. É basicamente a forma por meio da qual tanto sua essência, ou seu eu verdadeiro, quanto os aliados espirituais e o Divino comunicam-se com o seu eu da vida diária.

Há quatro tipos principais de intuição. Depois de ler sobre eles, talvez você descubra que prefere determinado estilo.

Ou, quem sabe, pode alternar entre um ou outro ou experimentar usar todos! Seja como for, familiarize-se com esses estilos de modo a poder desfrutar plenamente de sua jornada em busca de sabedoria.

Os quatro principais estilos intuitivos

Há quatro formas principais para seu sábio interior se comunicar por meio da intuição. Veja a seguir cada uma delas.

Intuição física: esse estilo totalmente físico fornece orientação ou mensagens por meio do corpo. Há muitos subestilos, que estão descritos a seguir.

- *Empatia física:* as mensagens com influência da empatia física são transmitidas por meio do paladar, do toque, do olfato ou de outra sensação física no corpo. Eventualmente, você pode até mesmo sentir o toque de alguma coisa ou alguém invisível.

- *Empatia emocional:* refere-se a informações de natureza emocional. Com a influência da empatia emocional, você pode se conectar aos sentimentos de outra pessoa ou entrar em sintonia com os próprios sentimentos.

- *Empatia mental:* ajuda a tornar-se consciente do conhecimento de maneira visceral ou de alguma maneira basicamente indescritível.

- *Empatia relacional:* essa forma de ser intuitivo centrada no coração identifica o que é amoroso e o que não é.

- *Empatia natural:* por meio dela, a Terra e o Cosmos lhe enviam mensagens. Como você sabe quando a Natureza está se comunicando? Ao usar o baralho, esteja atento a ocorrências incomuns ao redor. Por exemplo, se uma tempestade começar de repente, verifique se esse evento tem algum significado para você. Fique atento também aos diversos seres e às criaturas da Natureza que aparecem de modo inesperado. Por exemplo, você pode tirar uma carta e, no mesmo instante, um cardeal-de-topete-vermelho pousar no peitoril de sua janela. Faça uma busca *on-line* para entender o significado espiritual das criaturas da Natureza, caso elas se apresentem.

Intuição espiritual: está totalmente relacionada à consciência elevada e à percepção superior. Literalmente, um anjo, um mestre ou algum outro agente do Divino, ou o próprio Divino, surgirá para fazer uma revelação.

Intuição verbal: esse é um processo de escuta de palavras, tons ou outras formas psíquicas de orientação de sua cabeça, ou talvez até mesmo por meio dos ouvidos. Sim, aquela música que está tocando no rádio pode ser exatamente de que você precisa para entender uma leitura de cartas.

Intuição visual: às vezes, uma imagem, de fato, vale por mil palavras; é o que acontece se, em reação a uma carta, suas antenas o sintonizam a imagens. A maioria das visões psíquicas ocorre em nossa tela mental interior em forma de imagens únicas ou múltiplas, cores, formatos, fotos em preto e branco ou como um verdadeiro filme. Também podem surgir quando estamos acordados, durante um devaneio diurno ou ao sonharmos à noite. Podem ser literais, metafóricas ou uma mistura de ambas. Além disso, nossos olhos físicos podem nos mostrar uma visão psíquica, por exemplo, quando percebemos no ambiente um objeto que traz algum significado.

PARTE DOIS | TORNANDO-SE SEU PRÓPRIO ORÁCULO

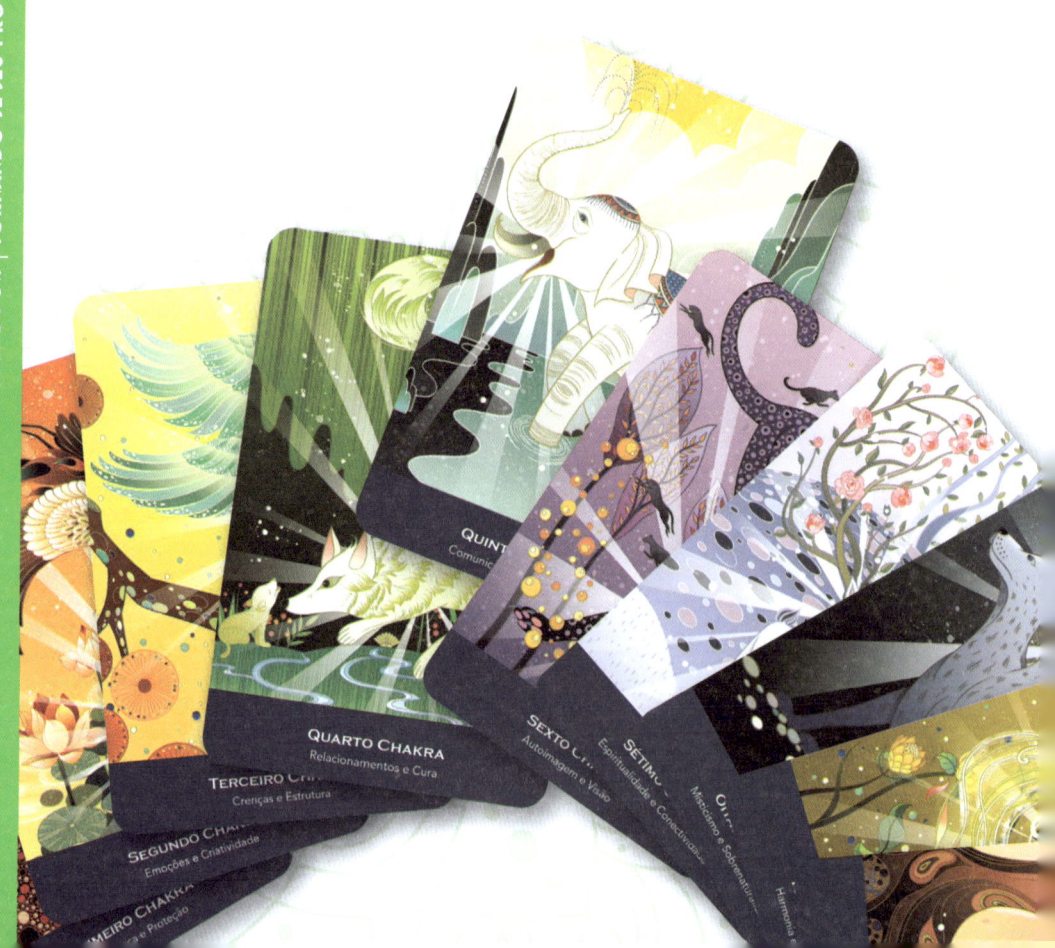

Preparando-se para tirar as cartas

Antes de usar as cartas, dedique-se a conhecê-las. Olhe-as, cheire-as, brinque com elas e leia sobre elas. Ao fazer isso, você poderá se conectar com suas próprias estruturas e seus elementos sutis, assim como com seus aliados espirituais.

Há incontáveis maneiras superempolgantes de utilizar um baralho de oráculo, e todas elas partem da capacidade de extrair a informação de cada carta tirada e colocada em uma tiragem ou disposição. Há duas práticas fundamentais que recomendo para isso: o processo *espírito a espírito* e as correntes curativas de bênçãos.

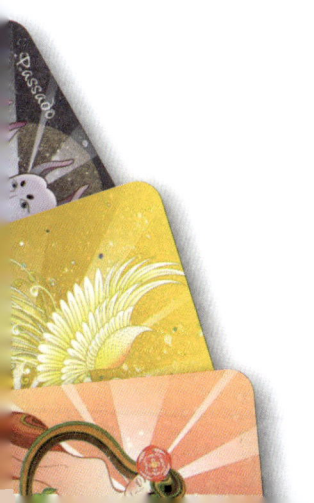

O PROCESSO ESPÍRITO A ESPÍRITO

Não importa qual seja seu estilo intuitivo, esse é um processo-padrão para acessar a informação oracular de maneira segura, convidar à cura, à manifestação, à orações e à meditação, entre outras atividades. Estabelece limites energéticos para garantir apenas o mais sublime resultado possível a todos os envolvidos, independentemente do pedido feito, e permite que você, de fato, deixe fluir e tenha confiança na intuição. Sugiro usar esse processo em todos os passos do caminho – por exemplo, para ajudar a selecionar algum tópico, a criar vínculo com alguém com quem você trabalha, a interpretar uma carta ou a decidir de que maneira deve prosseguir depois de usar as cartas.

Espírito a espírito, passo a passo

Há apenas três etapas no processo espírito a espírito. Realize cada uma delas para ter acesso à intuição em qualquer estágio da jornada oracular, mas, em especial, nos momentos que precedem à leitura de cartas.

1. **Afirme seu espírito pessoal.** Nessa etapa, a palavra "espírito" refere-se à centelha de divindade exclusivamente sua. Afirmar seu espírito significa alinhar, de maneira intencional, seu eu essencial ao bem mais sublime, e somente a ele. Você não precisa fazer isso com palavras. Siga seu estilo intuitivo. Ao afirmar seu espírito, você se liberta de quaisquer atitudes negativas e concorda em operar com base em seu eu divino. Você também é imediatamente provido dos limites energéticos necessários para qualquer tarefa que tenha pela frente.

2. **Afirme outros espíritos.** Nessa etapa, a palavra "espírito" tem dois significados. Pode se referir à essência divina de um ou mais seres vivos e também a outros seres sobrenaturais.

    Quando se trabalha com outra pessoa ou com um grupo de pessoas, a primeira parte dessa etapa é acolher a essência divina do outro. É essa essência que orienta a decisão sobre o que a pessoa fará com as indicações fornecidas por você ou pelas cartas. Não é necessário que você esteja na presença física da pessoa para quem está usando as cartas. Por exemplo, você pode afirmar silenciosamente um amigo quando está falando com ele ao telefone ou simplesmente se concentrar nessa pessoa enquanto está em estado meditativo.

Ao afirmar alguém com quem está interagindo, você também está implicitamente reconhecendo a existência dos seres sobrenaturais ligados a essa pessoa, bem como a você mesmo. Todos nós temos guias espirituais que podem abranger anjos, os falecidos, os animais de poder, as almas das plantas e os seres do mundo das fadas, entre outros. Quando reconhece explicitamente a existência desses espíritos, você afirma que apenas os mais transcendentes podem interagir com seu processo. Essa atividade também filtra e exclui entidades negativas ou forças das trevas.

Claro, talvez você esteja sempre sozinho ao efetuar o *espírito a espírito*. Nesse caso, essa segunda etapa envolve afirmar apenas os próprios guias espirituais, uma vez que não há outros seres concretos presentes.

3. **Afirme o Espírito.** Nessa etapa, a palavra *espírito* representa qualquer termo que você utilize para o Divino. Essa é a mais crítica das três etapas. Executá-la equivale a entregar sua vontade a um poder superior. Ela permite que seu melhor eu se alie ao Espírito para gerar o melhor resultado. Fortalece a confiança na informação intuitiva que você recebe e nas ações que se sente compelido a executar. Por meio dessa etapa, o Espírito provê proteção a você e a todos os envolvidos em uma situação.

Você pode executar essas etapas com base em qualquer um dos estilos intuitivos.

- Se você é *fisicamente intuitivo*, encontre algum modo de interagir com seu corpo durante a execução de cada etapa. Por exemplo, você pode tocar o coração durante a primeira etapa, o estômago durante a segunda e o alto da cabeça na terceira. Ou tocar a área do coração uma vez na primeira etapa, duas vezes na segunda e três vezes na terceira.

- Se você é *espiritualmente intuitivo*, respire profundamente antes de executar uma etapa e, então, foque a atenção em virtudes como paz, calma, serenidade, fé ou amor.

- Se você é *verbalmente intuitivo*, diga as etapas em voz alta ou para si mesmo. Você também pode elaborar afirmações para cada etapa ou criar uma música com elas.

- Se você é *visualmente intuitivo*, crie ícones pictóricos para as variadas etapas. Considere utilizar imagens como anjos, pombas, uma chama ou o que quer que guarde algum significado espiritual para você.

CORRENTES CURATIVAS DE BÊNÇÃOS

Ser um oráculo não significa apenas obter informações. Também tem a ver com amar a si mesmo – ou importar-se o suficiente com outra pessoa – para efetuar uma verdadeira transformação.

Uso o termo "correntes curativas de bênçãos" para descrever os sempre presentes e disponíveis raios de energia do Divino que nos convidam à cura e à manifestação. A bênção é o amor em movimento, ou o amor que dá força ao resultado mais sublime.

Quando são necessárias ou invocadas, as *correntes curativas de bênçãos* são construídas – de maneira miraculosa – para prover aquilo que for necessário. Permanecem conectadas enquanto trazem benefícios, transformam-se quando estão ligadas a você e dissipam-se quando a tarefa é concluída. Essas correntes são especialmente úteis para fazer pedidos de cura ou de manifestação, seja para si mesmo, seja para outra pessoa. Evoque-as depois de utilizar o *espírito a espírito* e antes de dar início à leitura. Você também pode empregá-las depois de uma leitura, assim como para auxiliar na interpretação e consulta.

Correntes curativas de bênçãos, passo a passo

1. **Conduza o *espírito a espírito*.** Afirme o próprio espírito, ou o espírito de qualquer outro espírito que esteja presente, bem como os aliados espirituais invisíveis, e o Espírito.

2. **Mantenha o foco.** Medite sobre seu pedido.

3. **Peça as correntes.** Peça orientação para que sejam entregues, a você ou a outra pessoa, as correntes necessárias para atingir um objetivo superior. Como no caso do *espírito a espírito*, faça isso no estilo intuitivo que funciona para você.

4. Encerre sentindo gratidão no coração pela dádiva de amor já entregue.

Como consultar o Oráculo do Corpo Sutil

Há incontáveis maneiras incríveis de "ouvir" essas cartas! Antes de colocar em prática qualquer uma delas, execute o processo do *espírito a espírito* e invoque as correntes curativas de bênçãos. Siga, então, as próximas etapas, consultando este manual, conforme necessário, e confiando na intuição para guiá-lo:

1. Coloque as cartas na superfície diante de você.

2. Decida em que gostaria de focar, para si mesmo ou outra pessoa. As opções são:

- Uma pergunta específica
- Uma pergunta ou uma preocupação genérica ou geral
- Um foco importante
- Uma situação difícil
- Uma possibilidade ou oportunidade
- Uma necessidade de cura
- Um desejo de manifestação

- Um *insight* ou uma inspiração
- O foco para o dia ou para determinado período de tempo
- Uma mensagem de um ser ou um guia espiritual; talvez um ente querido que esteja do outro lado
- Siga a intuição — faça a interpretação como desejar!
- Certo tipo de tiragem; a intuição pode sugerir-lhe uma tiragem específica, e você pode assumir a partir desse ponto.

3. Selecione uma tiragem de cartas. Analise qual disposição pode ser a mais adequada a você, ou qual poderá permitir que você ajude outra pessoa, e prossiga.

4. Embaralhe as cartas e, a seguir, corte-as (separe-as em dois montes).

5. Escolha a(s) carta(s) e coloque-a(s) de acordo com as instruções.

6. Interprete a(s) carta(s) escolhida(s) das seguintes maneiras:

- Literal
- Metafórica
- Por período de tempo: histórico, presente, futuro possível
- De maneira principalmente física, psicológica, espiritual ou mista

7. Decida se vai agir imediatamente ou esperar outro momento.

8. Compreenda os vislumbres intuitivos. As dicas para isso são:

- Confie naquilo que estiver obtendo.
- Faça perguntas. Peça informações adicionais.
- Faça anotações. Você sempre terá a opção de ficar o tempo que precisar com uma carta e ir mais fundo.
- Faça uma pausa e medite. Não tenha pressa! A interpretação de que você necessita pode levar algumas horas ou dias para se revelar.

- Pergunte a um ente querido. Às vezes, alguém que nos conhece bem consegue compreender o significado de uma carta quando nós mesmos não somos capazes de fazê-lo.
- Se estiver trabalhando com outra pessoa, também é válido perguntar qual é o significado de determinada carta para ela. Se você não compreender o significado de uma carta tirada para outra pessoa, está tudo bem. Dê tempo ao consulente para refletir sobre ela.

9. Lembre-se, você sempre terá a possibilidade de pedir as correntes curativas de novo, ao final, para reforçar uma transformação mais elevada.

Tiragens para obter informações

Você pode usar essas cartas de inúmeras maneiras. Se faz uso de outros baralhos de oráculo, provavelmente tem suas formas favoritas de fazer uma leitura. As tiragens descritas a seguir, ou disposições, foram desenvolvidas especialmente para este baralho do Oráculo do Corpo Sutil.

Tiragem de uma carta

Consulta quanto a informações e insights

Quando está em busca de informações ou *insights*, tirar uma única carta permite conectar-se à sabedoria de uma estrutura ou energia sutil específica. Essa é uma atividade especialmente útil para obter orientação direta para um dia ou quando você está refletindo sobre uma pergunta em particular. Execute o *espírito a espírito* e as *correntes curativas de bênçãos* e, a seguir, tire uma única carta do baralho.

Talvez você prefira consultar a pergunta focal da carta, apresentada na seção que se inicia na página 93. Essas indagações o ajudam a manter a concentração no significado da carta e a extrair dessa associação as qualidades de que necessita.

Cura ou manifestação

Existe alguma condição específica que você gostaria de curar ou transformar? Há algum desejo que gostaria de realizar? Não há nada mais potente que colocar em ação a vitalidade de um corpo ou uma energia sutil.

A cura envolve liberar aquilo que você está pronto para deixar ir. A manifestação nos permite atrair para nós aquilo com o que sonhamos. É claro, essas duas atividades são circulares. Quando deixamos ir aquilo que é desnecessário, ou talvez até mesmo nocivo, abrimos um espaço vazio que pode ser preenchido com algo maior. Quando sentimos que estamos dispostos a permitir que um desejo se transforme em realidade, tudo o que não nos serve é afastado de nós.

Pondere sobre qual etapa você gostaria de realizar primeiro. Você sente um impulso para deixar algo (ou alguém) ir?

Ou para trabalhar na atração daquilo pelo qual anseia? Você pode retornar a essa tiragem de uma única carta mais tarde, para realizar a etapa complementar.

Tendo decidido o ponto pelo qual começar, execute o *espírito a espírito* e as *correntes curativas de bênçãos*. Mantenha a concentração em seu desejo de cura ou de manifestação e, então, tire uma carta. Interprete-a de acordo com os textos que traz, as informações contidas neste manual e as próprias reflexões e, a seguir, medite. Há algum *insight* adicional que possa ser útil? Lembre-se de levar para a vida diária a magia da estrutura ou energia sutil. Você pode fazer isso por meio de ações como:

- Escreva em um papel seu desejo de cura ou de manifestação e coloque a carta selecionada sobre ele. Use a energia sutil das mãos para envolver energeticamente o papel com a energia da carta e, então, mantenha-o próximo de si enquanto se dedica às atividades diárias.

- Tire uma foto da carta e mantenha-a no celular. Contemple-a com frequência para manter em mente aquilo que está almejando.

- Segure a carta (ou a imagem dela) quando estiver se preparando para tomar um copo de água. Ore ou medite de modo que as energias sutis relacionadas à carta se infundam na água. Ao tomar a água, você abençoará duplamente sua intenção.

- Finalize o processo, invocando novamente as correntes curativas e trazendo-as para seu propósito elevado.

Tiragem de duas cartas

Busca por inspiração mais profunda

Esse processo é ideal para obter inspiração imediata. Tire uma primeira carta e analise-a conforme descrito na seção anterior. Se você precisa de inspiração adicional, formule uma pergunta e, a seguir, tire uma segunda carta. Você pode fazer perguntas como "Qual é o significado mais profundo da primeira carta?" ou "Que ação, interna ou externa, devo realizar em resposta à primeira carta?".

Tiragem de três cartas

Passado, presente e futuro

Coloque as cartas na horizontal, de modo que indiquem seu passado, seu presente e seu possível futuro.

Execute o *espírito a espírito* e as *correntes curativas de bênçãos*. Concentre-se em sua necessidade ou preocupação. Então, selecione três cartas. Coloque-as viradas para cima em linha horizontal, da esquerda para a direita.

A carta da esquerda representa a história, aquilo que preparou o terreno para sua pergunta ou situação. Também pode sugerir o padrão subjacente que está afetando sua vida no momento.

A carta do meio dá indicação da atitude, do conhecimento, da inspiração ou da atividade que vai libertar você de qualquer amarra ou dificuldade, de modo que possa estar por completo no tempo presente – livre, sendo você mesmo, pronto para a ação.

A carta da direita indica o que pode vir a ocorrer no futuro caso você proceda da maneira sugerida pela segunda carta. Pode, também, revelar o excelente futuro que você pode estabelecer como a estrela que norteará seu rumo.

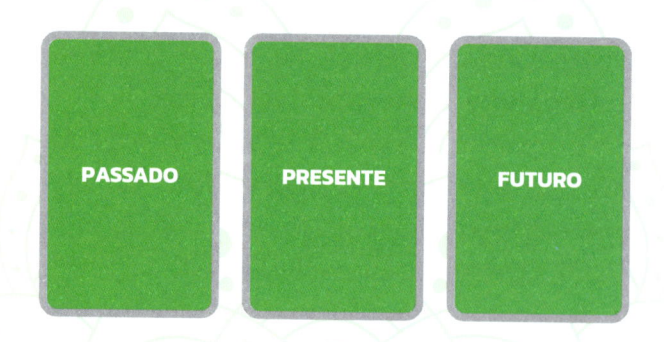

Alma, mente, corpo

Ao selecionar e colocar três cartas na vertical, você solicita orientação para estabelecer relação com três aspectos básicos (e unificá-los): sua alma, sua mente e seu corpo.

Reflita sobre seu desejo, sua pergunta ou a circunstância. Pegue três cartas. A seguir, coloque-as viradas para baixo, em uma fileira vertical.

A carta do alto expressa sua alma, seu aspecto que viaja pelo tempo para ganhar experiência e aprender sobre o amor. Qual é a relação que você encontra entre si e essa carta de energia sutil, com base na perspectiva de sua alma?

A carta do meio representa sua mente. Este é o seu eu que pensa, armazena lembranças, crenças e percepções. Mergulhe fundo em sua mente e naquilo que ela pode compartilhar, utilizando, para isso, os indicadores presentes nessa segunda carta.

Por fim, vire a carta de baixo. Essa é a carta do seu corpo. O corpo é seu veículo para a expressão no presente. Com base em uma perspectiva física, o que essa carta está lhe transmitindo?

Medite durante alguns minutos sobre os temas comuns às três cartas. Se você deseja inspiração adicional, apenas tire uma quarta carta e use a intuição para integrar as ideias das três primeiras cartas.

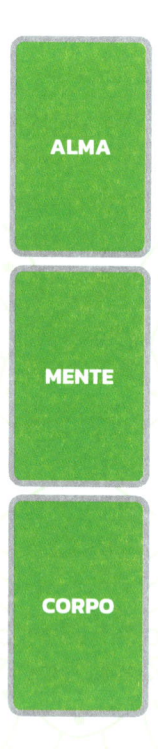

ALMA

MENTE

CORPO

Tiragem de cinco cartas: a rosa dos ventos

Se você estiver em busca de orientação, a tiragem de cinco cartas constitui um mecanismo perfeito para obter o aconselhamento de que necessita enquanto atua como seu próprio oráculo ou por meio da ajuda dos aliados espirituais.

Apresente um tema ou uma pergunta para os quais será útil obter vários *insights* que, no final, podem se somar e resultar em uma orientação. Selecione uma carta para cada um dos quatro pontos cardeais da rosa dos ventos – norte, leste, sul e oeste. Coloque-as voltadas para cima, dispondo-as em sentido horário e começando por qualquer ponto que lhe pareça ser o certo. Selecione uma última carta e coloque-a virada para baixo no centro das quatro cartas.

A carta norte (no alto) indica a fonte da força e do poder necessários para possibilitar uma transformação, uma decisão ou uma mudança.

A carta leste (à direita) é a carta visionária. Simboliza o objetivo final ou a autoridade que você está buscando.

A carta sul (embaixo) é o lar do agente de cura. Reflete as energias ou crenças das quais você deve se libertar para tornar-se tudo o que deseja ser.

A carta oeste (à esquerda) é o local da morte. Vai lhe mostrar o que você deve liberar ou deixar ir.

A carta central (no meio da cruz) representa sua essência. Indica o conselho de seu espírito ou verdadeiro eu.

Dedique algum tempo a cada uma das quatro primeiras cartas, uma de cada vez, analisando, em especial, o significado de sua posição. Você pode fazer essa análise em qualquer ordem. Se desejar, faça anotações. Dê tempo à intuição para que absorva a mensagem transmitida por cada carta e, então, enfim, vire a carta central, concentrando-se nela. O que seu eu espiritual recomendaria? Que joia você está criando? E de que modo?

```
        NORTE

OESTE  ESPÍRITO  LESTE

        SUL
```

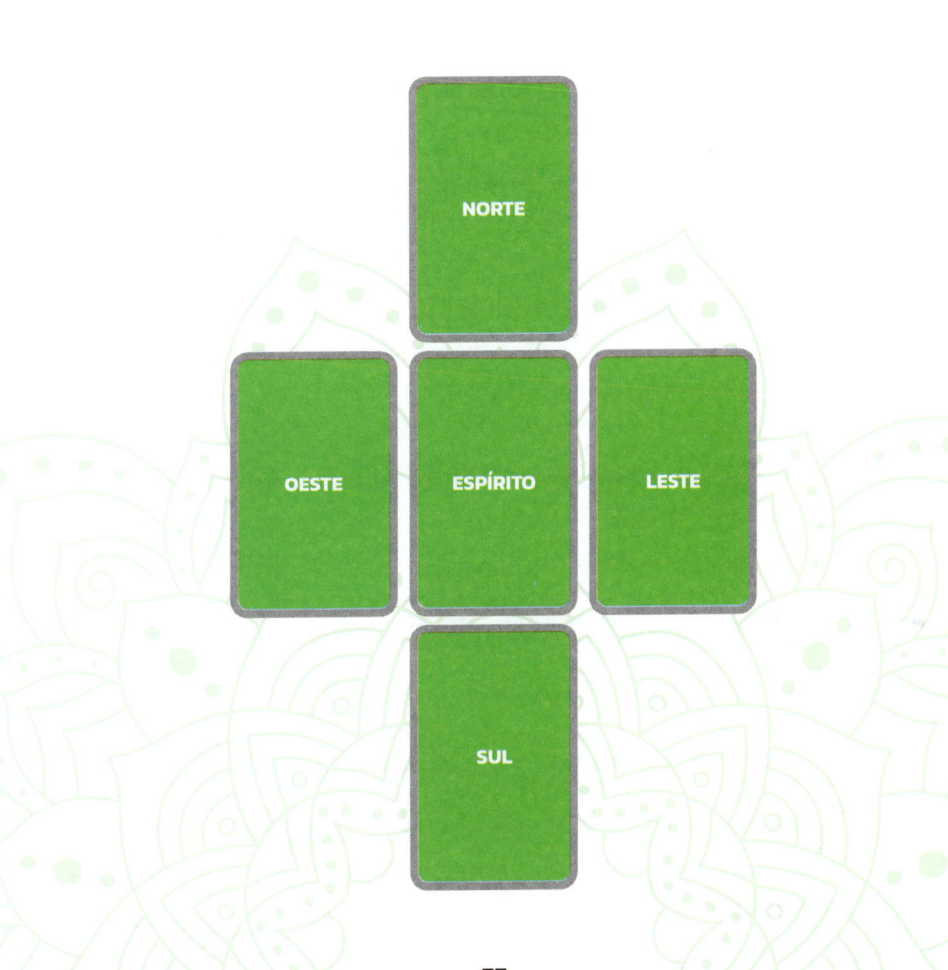

A tiragem da Anatomia Sutil: em qual sistema se concentrar?

Seu eu interior pode desejar se concentrar em um sistema energético específico. Deixe que a intuição o guie na escolha de um deles.

Para interagir com um sistema energético específico, e talvez aprofundar a relação com uma estrutura particular, siga as etapas apresentadas na sequência.

1. Divida o baralho em cinco pilhas, da seguinte maneira:

- 12 cartas de chakras individuais

- 12 cartas de campos áuricos individuais

- 12 cartas de meridianos individuais

- 12 cartas de elementos sutis individuais

- As quatro cartas dos sistemas completos: O Sistema de 12 Chakras, Os 12 Campos Áuricos, O Sistema de Meridianos e Os Elementos Sutis da Árvore da Vida

2. **Crie seu foco.** Sobre o que deseja saber? Você precisa de uma mensagem para o dia? Uma cura específica? Quer apenas uma amostra grátis de informação? Siga seus procedimentos para chegar a uma intenção.

3. **Selecione uma carta da quinta pilha**. A carta escolhida vai conduzi-lo ao passo seguinte, como descrito na sequência.

   - O Sistema de 12 Chakras. Você tem duas opções. Coloque sua energia nesse sistema como um todo, de acordo com seu foco, ou escolha uma das cartas dos chakras e deixe que ela o instrua.

   - Os 12 Campos Áuricos. Confie na intuição para ajudá-lo a decidir se você deve fazer uso da sabedoria da anatomia dos campos áuricos como um todo e/ou escolher uma carta-mestra da pilha de campos áuricos na qual se concentrar.

   - O Sistema de Meridianos. Você selecionou uma carta especial. Pode trabalhar com essa carta única, mergulhando fundo em um aspecto específico ou fazendo uma consulta relativa a determinada ideia. Você pode também passar para a etapa seguinte e pegar uma carta da pilha dos meridianos, aprofundando-se somente nela.

- Os Elementos Sutis da Árvore da Vida. Você está sendo orientado a abrir-se para os elementos neste exato momento! Contemplando essa imagem, deixe que ela lhe fale. Banhe-se na energia do décimo terceiro elemento. Presença. Unicidade. Então, se quiser, vá um passo além. Escolha uma única carta da pilha dos elementos sutis e acolha seu significado, como está sendo levado a fazer.

Essa pode ser uma forma reveladora de acessar alguma das Perguntas Focais do Oráculo do Corpo Sutil para cada carta, as quais estão incluídas no final deste livro.

Sabedoria da sombra – cartas invertidas

Pode acontecer de uma carta estar de cabeça para baixo. Se sua intuição lhe diz para simplesmente colocá-la na posição correta, faça isso! No entanto, você pode se sentir guiado a extrair dessa carta invertida seu significado sombrio.

A sombra é o aspecto invisível ou oculto de uma carta. Fazemos o trabalho com a sombra [*shadow work*] para lidar com nosso "lado sombrio", as partes que nos causam vergonha ou pelas quais nos sentimos culpados, ou para ver esse "lado sombrio" em determinada situação. A sombra de uma estrutura ou de um elemento do corpo sutil pode incluir aspectos de uma energia sutil dos quais você não estava ciente ou procurava evitar.

Imagine, por exemplo, que você tirou a carta do Terceiro Chakra, relacionado a crenças e à estrutura. Uma abordagem da sombra visa identificar uma crença ou uma situação negativa que tenha impactado sua vida nessa área. Talvez você tenha acessado experiências durante a infância que fizeram com que acreditasse não ser digno de sucesso ou idiota demais para ser bem-sucedido em seus objetivos. Suas reflexões sobre essa carta podem consistir em um pedido para permitir a limpeza da área do plexo solar e um convite para que a verdade chegue até sua mente. Quando confrontamos as inverdades, temos mais chances de alcançar nosso verdadeiro potencial e permitir a nós mesmos sair à luz.

PARTE TRÊS

RECURSOS ORACULARES

Significado de Cada Família do Corpo Sutil

Esta seção apresenta dicas específicas para cada uma das quatro famílias de cartas de energia. Manter sempre em mente esses conceitos vai potencializar suas experiências oraculares.

Dicas para as cartas de chakras

Acima de tudo, se você selecionou uma carta de chakra, tenha confiança em sua reação imediata a ela. Tal reação representa seu espírito usando a intuição da maneira mais direta possível. Esteja atento ao que você pressente, sente, ouve, vê ou passa a perceber. Busque o significado que o referido chakra tem para você no que diz respeito ao seu foco.

Pergunte-se como o nome da carta se adéqua a sua situação e, em seguida, reflita sobre as palavras-chave dela.

Deixe-se afundar na parte do corpo que aloja esse chakra. Verifique na carta "O Sistema de 12 Chakras" onde ele está localizado. Seja acolhido pelo colorido dinâmico e pela criatura da(s) carta(s) que selecionou. Estude a tabela das páginas 29-30 e lembre-se: você pode utilizar a lógica! O cérebro interage com os chakras. Tenha em mente que os chakras contêm sua programação interior, e você nunca vai errar se atualizar suas crenças internas ou seus princípios.

Descobrindo o significado de um meridiano

Como navegar por uma infinidade de meridianos para garimpar o significado específico de uma carta de meridiano? Embora um meridiano não esteja simplesmente localizado em um órgão, você pode se concentrar em algum órgão relacionado, colocando uma das mãos sobre ele ou dirigindo a respiração a ele ao inspirar. Você também pode seguir o percurso desse meridiano no âmbito mental ou, se possível, com a mão. Sugiro que contemple a ilustração do meridiano na carta correspondente enquanto faz uso da intuição. Deixe que a energia do meridiano ganhe vida para mudar, curar e equilibrar você ao mesmo tempo que lhe fornece uma mensagem direta. Se desejar, examine a carta "O Sistema de Meridianos" e a tabela apresentada na página 35, que fornecerão um contexto para a carta escolhida.

Intensificando um campo áurico

Parabéns! Você tirou uma carta do campo áurico. Agora, está em contato com seu eu exterior.

Uma maneira de interagir com uma carta do campo áurico é manter a atenção, de modo consciente, na área que esse campo ocupa fora do corpo. Você pode utilizar a carta "Os 12 Campos Áuricos" para visualizar a localização de determinado campo. Da mesma maneira, visualize a cor mentalmente ou apenas segure a carta e sintonize-se com a energia especial do campo que ela retrata. A tabela apresentada nas páginas 40-41 fornece uma referência rápida para o significado de cada campo. Em última análise, o que a carta do campo áurico solicita é que você analise a necessidade de melhor filtragem e melhores limites.

Recebendo uma energia elemental

Se você tirar uma carta de elemento sutil, dissolva a consciência na imagem, na cor e no sentimento do elemento representado nela. Sinta-o no corpo. Deixe que ele ganhe vida dentro de si. Convide-o a entregar sua magia própria e especial.

Como exemplo, vamos supor que você tenha tirado a carta Elemento Fogo. Você verá que o fogo limpa e traz renovação. Dependendo da preocupação em que está focando a atenção, ou da pergunta que fez, deixe que o fogo execute seu trabalho. Identifique o que será necessário limpar ou transformar e de que maneira você precisa agir.

Quer um outro exemplo? Imagine que você selecionou a carta Elemento Madeira. Reflita sobre a necessidade de mais felicidade ou analise de que modo as qualidades do elemento Madeira podem ajudar você com a situação em que se encontra no momento. Permita que esse elemento o envolva em bom humor e faça com que você avance no caminho.

Para ter acesso a uma ilustração de todos os elementos, veja a carta "Os Elementos Sutis da Árvore da Vida". A visualização de determinado elemento em relação a todos os demais pode trazer a essência da Criação para dentro de você. Você pode dar uma olhada na tabela das páginas 44-45 para receber ainda mais inspiração.

PERGUNTAS FOCAIS PARA O ORÁCULO DO CORPO SUTIL

Cada carta deste baralho está associada a uma pergunta. As perguntas servem como base para que uma carta seja usada para revelar a orientação, a cura ou a inspiração disponível naquela forma sutil em especial.

A mensagem da carta será um convite para que você se relacione com a parte da anatomia e/ou da energia sutil que ela corporifica. Enquanto se encontra em estado de espírito meditativo, responda interiormente, ou mesmo em palavras verbalizadas ou por escrito, à consulta apresentada. Acredite que tanto o eu intuitivo quanto a mente lógica podem conduzi-lo à percepção correta para si e para quem mais estiver envolvido.

PARTE TRÊS | **PERGUNTAS PARA OS CHAKRAS**

Perguntas para os chakras

Quais perguntas estão relacionadas às cartas dos chakras? Vamos lá!

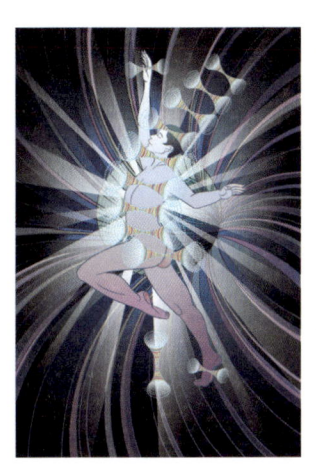

O Sistema de 12 Chakras
Caso tire esta carta, peça para compreender, de maneira intuitiva, de qual sabedoria advinda de todo o sistema de chakras ou destinada ao próprio sistema você necessita. O que energiza cada aspecto de seu ser?

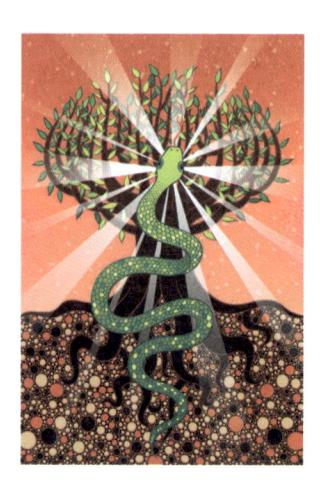

Primeiro Chakra

Sintonize-se com este chakra da raiz localizado nos quadris e abra-se para o fato de estar plenamente vivo. Qual ação poderá propiciar mais proteção física?

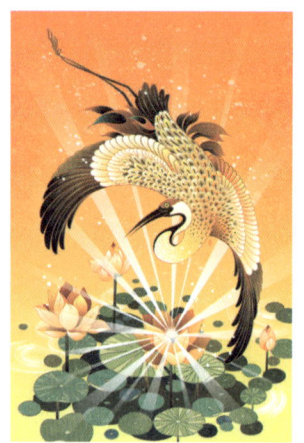

Segundo Chakra

No abdome, há um caldeirão de sentimentos vitais. Que emoção vai ajudar você a criar o que virá a seguir?

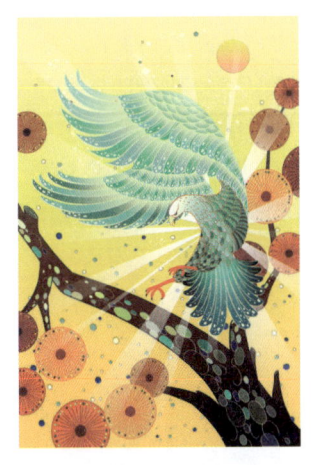

Terceiro Chakra

Um forte vento amarelo varre a tagarelice da mente no plexo solar, e um pensamento único e radiante emerge. Esta é a verdade que levará a uma abordagem bem-sucedida. O que você vai fazer?

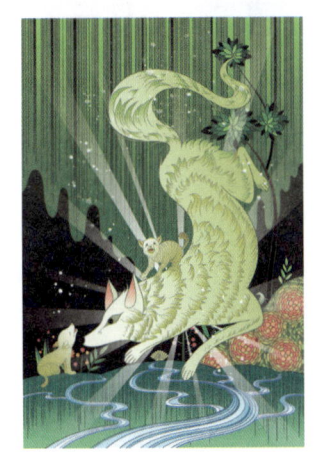

Quarto Chakra

Repita (ou cante, recite, escreva, grite a todo pulmão) esta afirmação: "Sou digno de amor!". O que seu coração está ordenando que faça agora?

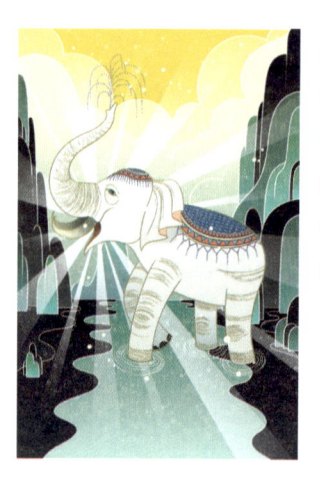

Quinto Chakra

Um anjo limpa a frente e o verso deste chakra situado na garganta. Então, sussurra uma mensagem que você precisa ouvir ou transmitir. O que precisa ser ouvido? O que precisa ser dito?

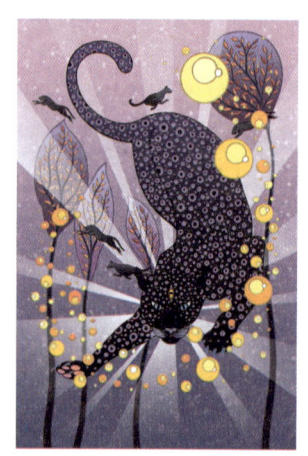

Sexto Chakra

Conecte-se com o terceiro olho e pergunte a si mesmo de que modo o Divino percebe você. Decida qual será o próximo passo com base nessa avaliação.

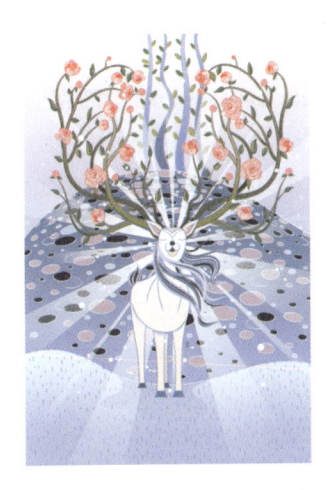

Sétimo Chakra

A luz branca da divindade banha e limpa você, deixando-o conectado ao Divino por meio desse chakra localizado no alto da cabeça. De que maneira sua vontade faz intersecção com a vontade Divina?

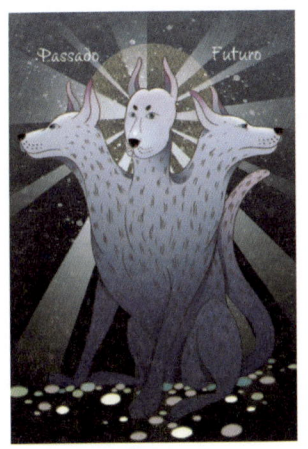

Oitavo Chakra

Vá até o centro deste chakra, que fica logo acima da cabeça, e peça para ter acesso a realidades múltiplas. Permaneça imóvel enquanto um ser de outro plano de existência lhe fornece um *insight*.

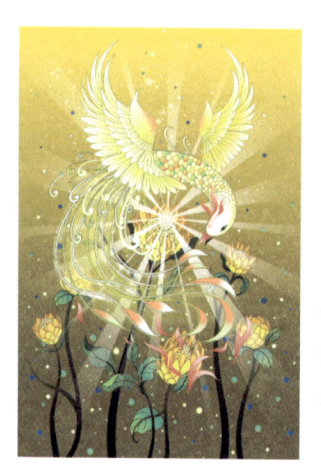

Nono Chakra

Conecte-se com este chakra, localizado a um braço de distância do alto da cabeça, por meio da respiração. Analise as opções e peça inspiração quanto ao caminho que sua alma deve seguir. A percepção ou a atividade correta brilhará com uma luz dourada e harmonizará sua alma e seu corpo.

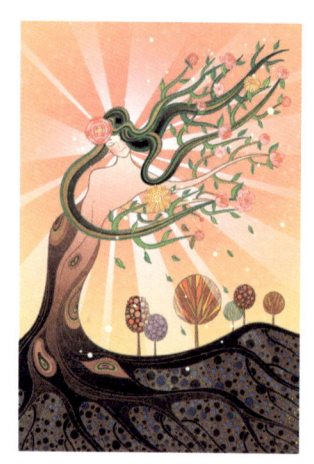

Décimo Chakra

Leve a consciência para os pés e, então, conecte-se ao centro cristalino da Terra. Faça seu pedido de ajuda. Você logo receberá um sinal da Natureza que terá significado para você.

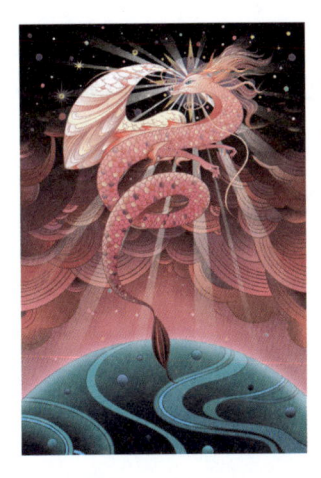

Décimo Primeiro Chakra

Suas mãos e seus pés flamejam com o poder deste chakra. Quais energias você vai comandar? De que maneira vai assumir o controle neste exato momento?

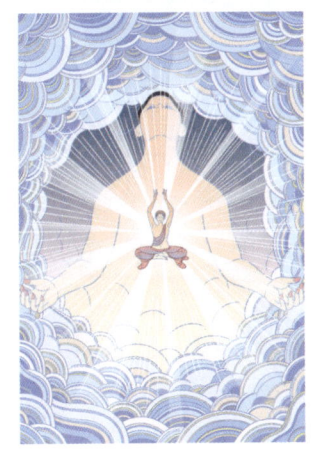

Décimo Segundo Chakra

Seu eu interior sabe o que fazer ou não. Peça que essa sabedoria surja e siga-a.

PARTE TRÊS | **PERGUNTAS PARA OS MERIDIANOS**

Perguntas para os meridianos

Quais perguntas o ajudarão a invocar o significado das cartas de meridianos? Veja a seguir.

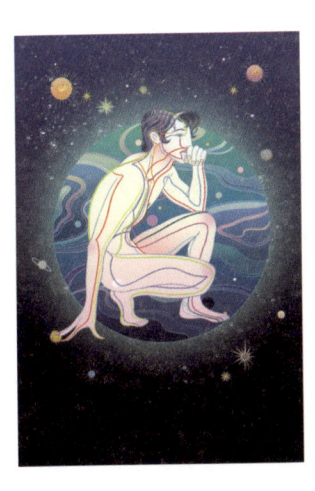

O Sistema de Meridianos

Se você tirar esta carta, reflita sobre todo o seu Sistema de Meridianos, incluindo os doze meridianos principais e os dois meridianos extraordinários que percorrem as partes frontal e posterior do seu corpo, equilibrando o yin e o yang. O que você precisa compreender ou realizar para equilibrar as forças dentro de si?

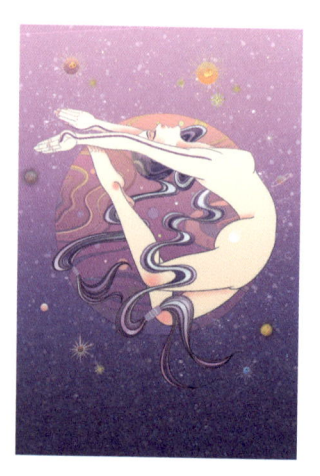

Meridiano do Pulmão

Peça que haja purificação por meio deste canal e, então, decida qual é a melhor maneira de dar foco à sua força vital.

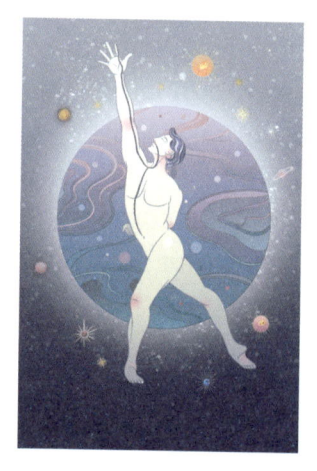

Meridiano do Intestino Grosso

É hora de abrir espaço para algo novo. O que você deve deixar ir para que isso aconteça?

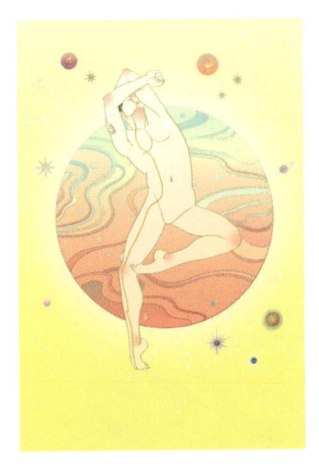

Meridiano do Estômago

O melhor processo satisfaz às suas necessidades ao longo do caminho. Qual é o próximo passo que o levará ao objetivo ao mesmo tempo que o nutre?

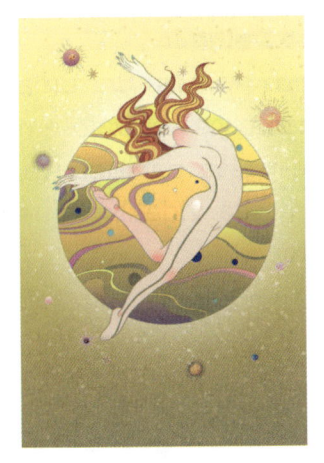

Meridiano do Baço

Peça algo simples, que o energize, para que você siga em frente.

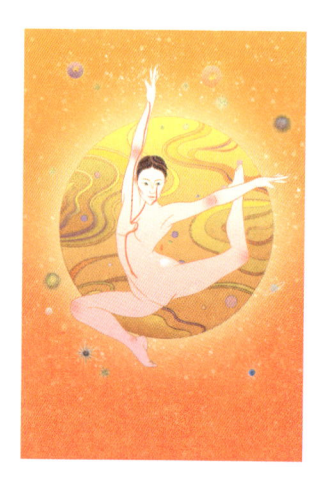

Meridiano do Coração

Repita internamente: "Sou o bem-amado do Divino!". Ciente de que você é amado de maneira segura e incondicional, peça uma inspiração.

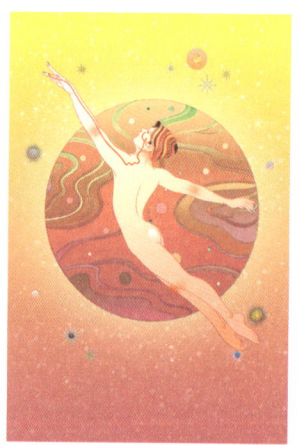

Meridiano do Intestino Delgado

Visualize os variados ramos de uma grande árvore e imagine-se sentado em um deles. Com base nessa perspectiva, olhe para baixo, para sua vida. Em que você deveria estar focado?

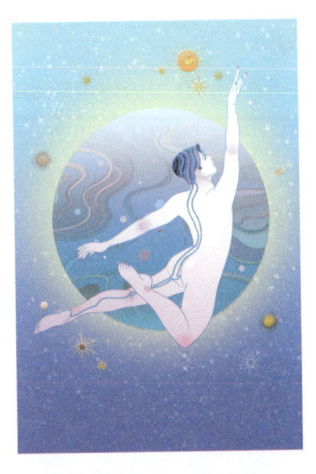

Meridiano da Bexiga

Aceite tomar uma atitude para encher seu "tanque de combustível" e, então, pergunte qual questão em sua vida você deve ignorar ou qual deve encarar.

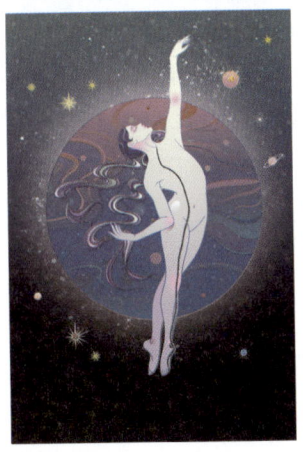

Meridiano do Rim

Envie um convite mental ao espírito de um ancestral para auxiliá-lo. Faça uma reverência e, então, peça-lhe que o ajude a manter o foco em sua força de vontade, de modo preciso.

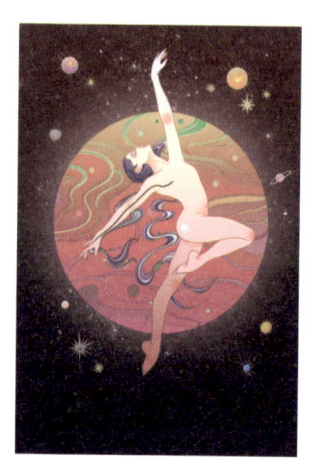

Meridiano do Pericárdio

Imagine-se envolto em um novelo de luz protetora. O que você precisa compreender ou fazer para permanecer continuamente nesse casulo de segurança amorosa?

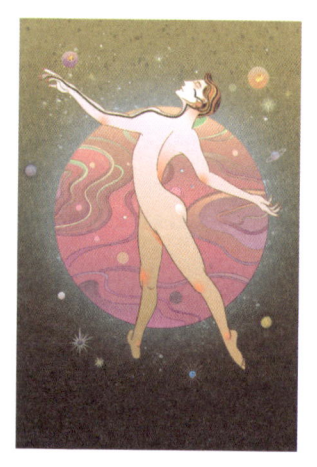

Meridiano do Triplo Aquecedor

Dentro de você existe uma multidão de "eus". Faça com que as vozes de todos eles se fundam e peça para receber uma mensagem única.

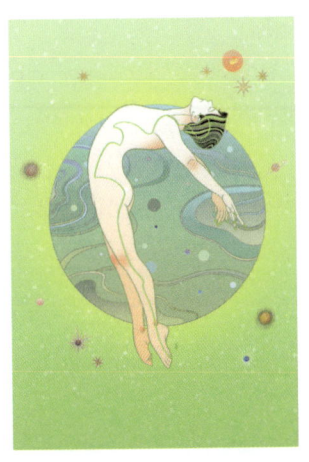

Meridiano da Vesícula Biliar

Limpe a mente e peça ao Divino que o ajude a visualizar o futuro, mas o melhor futuro possível. Qual decisão fará com que você comece a percorrer esse caminho?

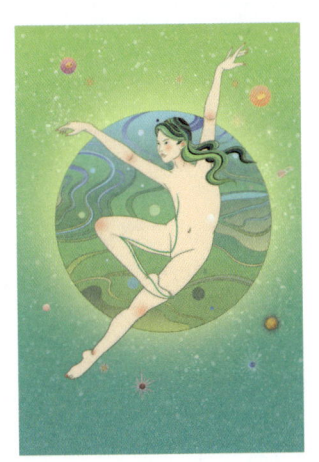

Meridiano do Fígado

Quais ressentimentos ou arrependimentos estão impedindo sua ação correta? Concentre-se e, então, perdoe. Depois, decida o próximo passo.

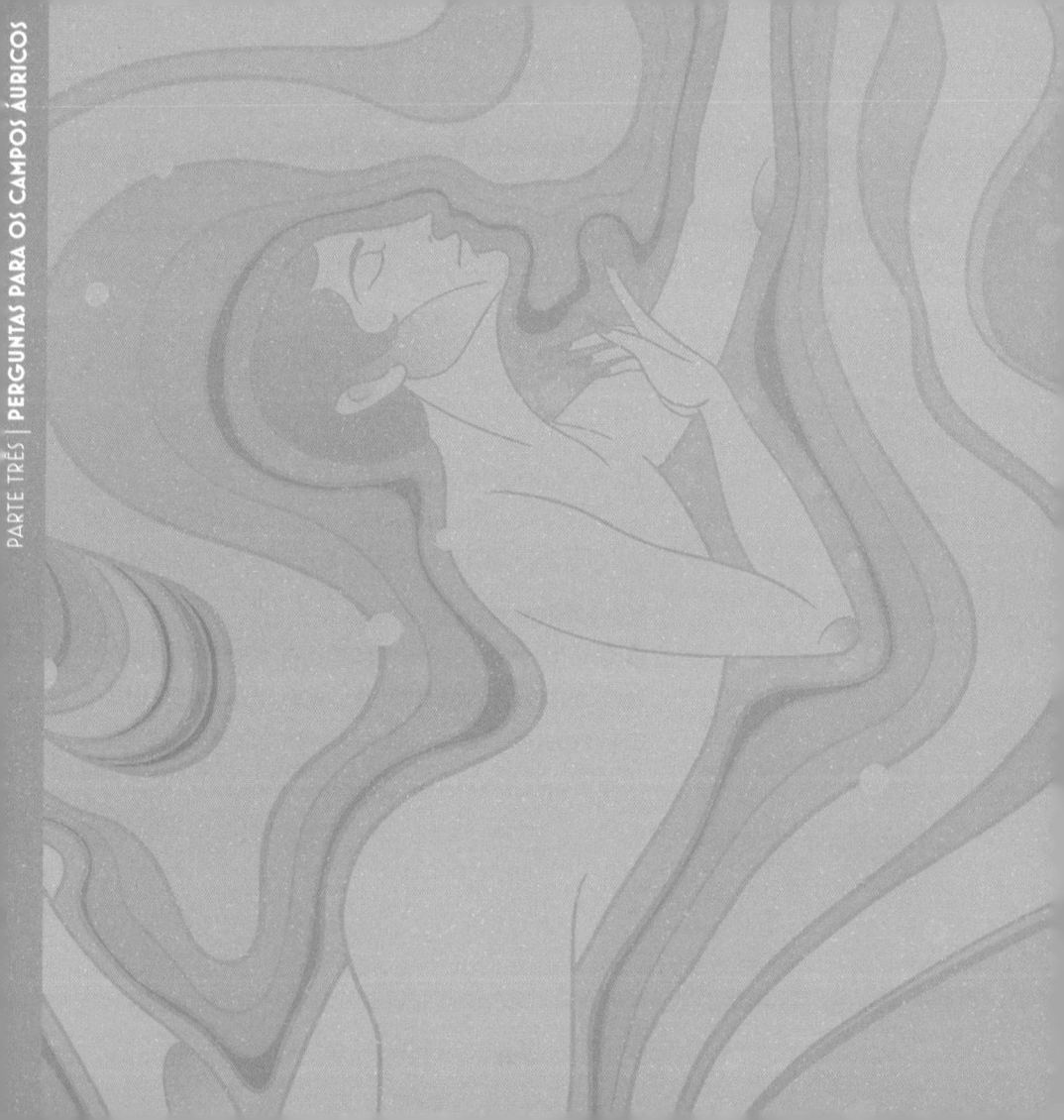

PARTE TRÊS | **PERGUNTAS PARA OS CAMPOS ÁURICOS**

Perguntas para os campos áuricos

Cada carta do campo áurico invoca um foco especial. Use as perguntas para abrir a intuição à mensagem de determinada carta.

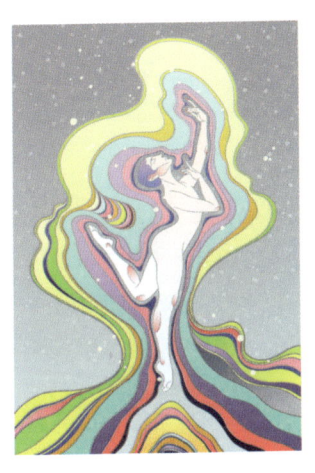

Os 12 Campos Áuricos

Se esta carta aparecer, medite sobre o conhecimento necessário para dar sustentação ao seu campo áurico como um todo. O que o nutre até o âmago e de maneira mais ampla?

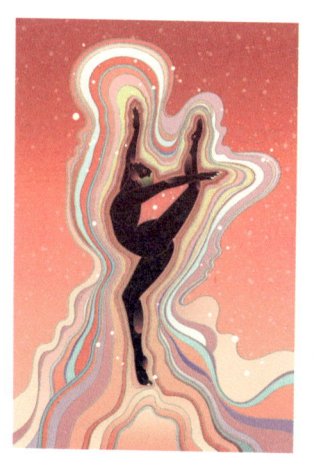

Primeiro Campo Áurico

Este campo áurico atrai energias que dão sustentação ao bem-estar físico. Há algum escape de energia ou ponto fraco? Enquanto a luz escarlate executa reparos nesse campo, visualize essa cor ao mesmo tempo que escolhe uma ação prática que dará sustentação à vida diária.

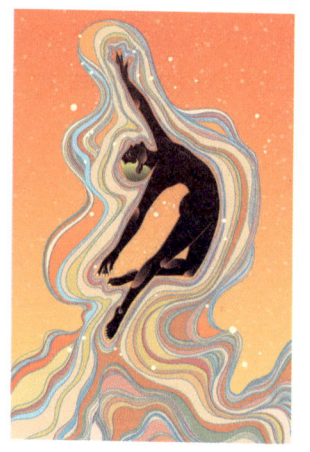

Segundo Campo Áurico

Permita que uma límpida luz cor de laranja banhe este campo, livrando-o de emoções alheias e de qualquer tendência codependente. Desfrute, então, da alegria de sentir apenas os próprios sentimentos.

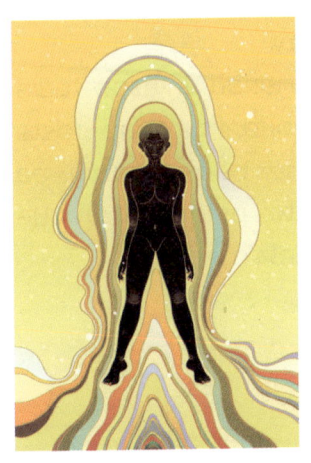

Terceiro Campo Áurico

Esta camada avalia as opiniões e as motivações dos outros. Imagine uma luz amarela ensolarada limpando este campo e removendo a negatividade exalada por outras pessoas. Você está disposto a acreditar em seu potencial para o sucesso?

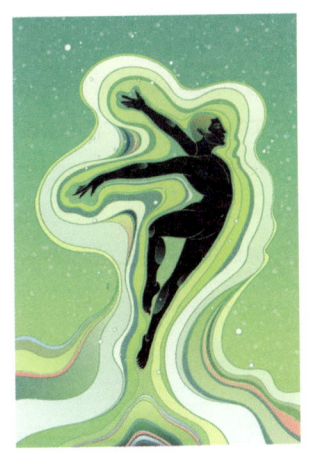

Quarto Campo Áurico

Existe um motivo pelo qual você esteja rejeitando o amor e a cura? Imagine este campo como uma malha de folhas de um verde vivo que se abre para dar passagem. Quanto da bondade que há em sua vida você está disposto a deixar entrar?

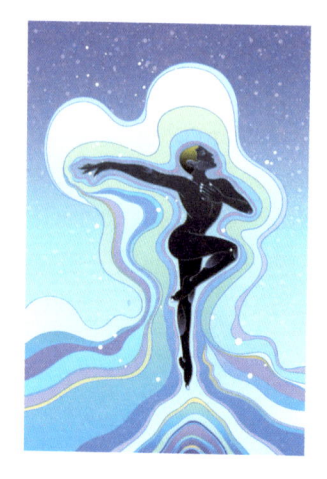

Quinto Campo Áurico

A comunidade dos aliados espirituais congrega-se à sua volta. Por meio deste campo azul, eles lhe transmitem uma revelação em âmbito psíquico. O que você vai fazer com ela?

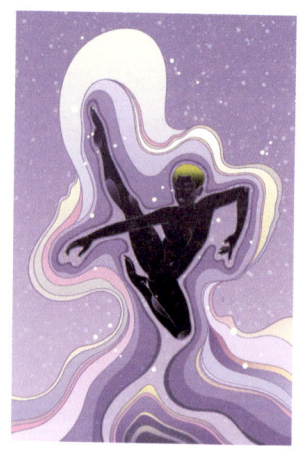

Sexto Campo Áurico

Imagine que uma situação atual será completamente solucionada no futuro. Um caminho violeta forma-se entre o antes e o agora. Qual é a próxima ação em ressonância com seu destino?

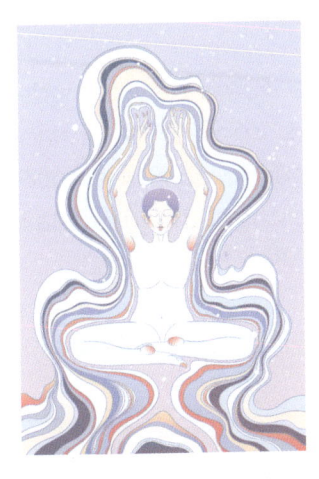

Sétimo Campo Áurico

Você está envolvido por uma luz branca brilhante. O Divino está corporificado diante de você. Qual é a verdade que você está buscando?

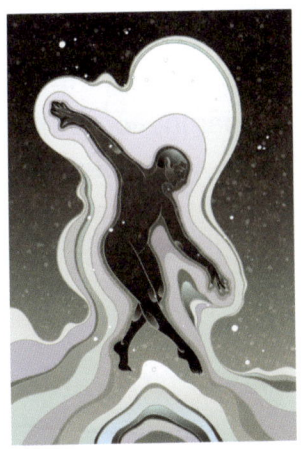

Oitavo Campo Áurico

É hora de viajar! Um aliado espiritual o envolve nas cores preta e prateada deste campo áurico e, em seguida, voa com você até o Lugar da Resposta. Pergunte. Receba aquilo de que necessita e, então, retorne.

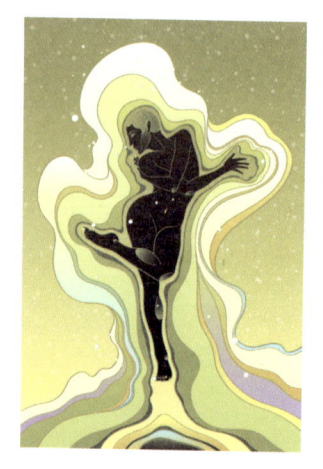

Nono Campo Áurico

Este campo dourado guarda os códigos de seu destino. Que códigos o Divino está agora lhe entregando para que você delineie o próximo estágio de sua vida?

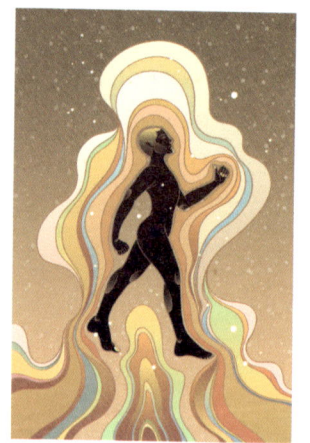

Décimo Campo Áurico

Você vê um espelho no interior deste campo cor de cobre. Imagine-o com o olhar da mente e faça uma pergunta. A resposta lhe será apresentada de imediato.

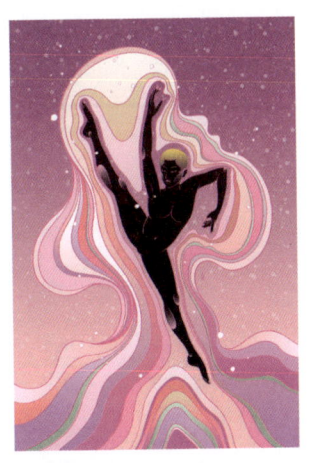

Décimo Primeiro Campo Áurico

Este campo róseo canaliza forças naturais e sobrenaturais que têm origem no ventre do Divino. Seja o mago que pode ser. Pergunte como reunir e direcionar as energias demandadas para criar o que for necessário.

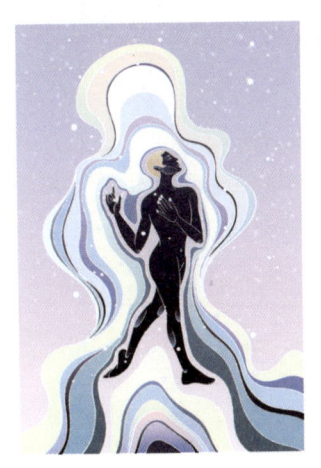

Décimo Segundo Campo Áurico

Conecte-se a este campo áurico opaco, opalescente, e peça um milagre.

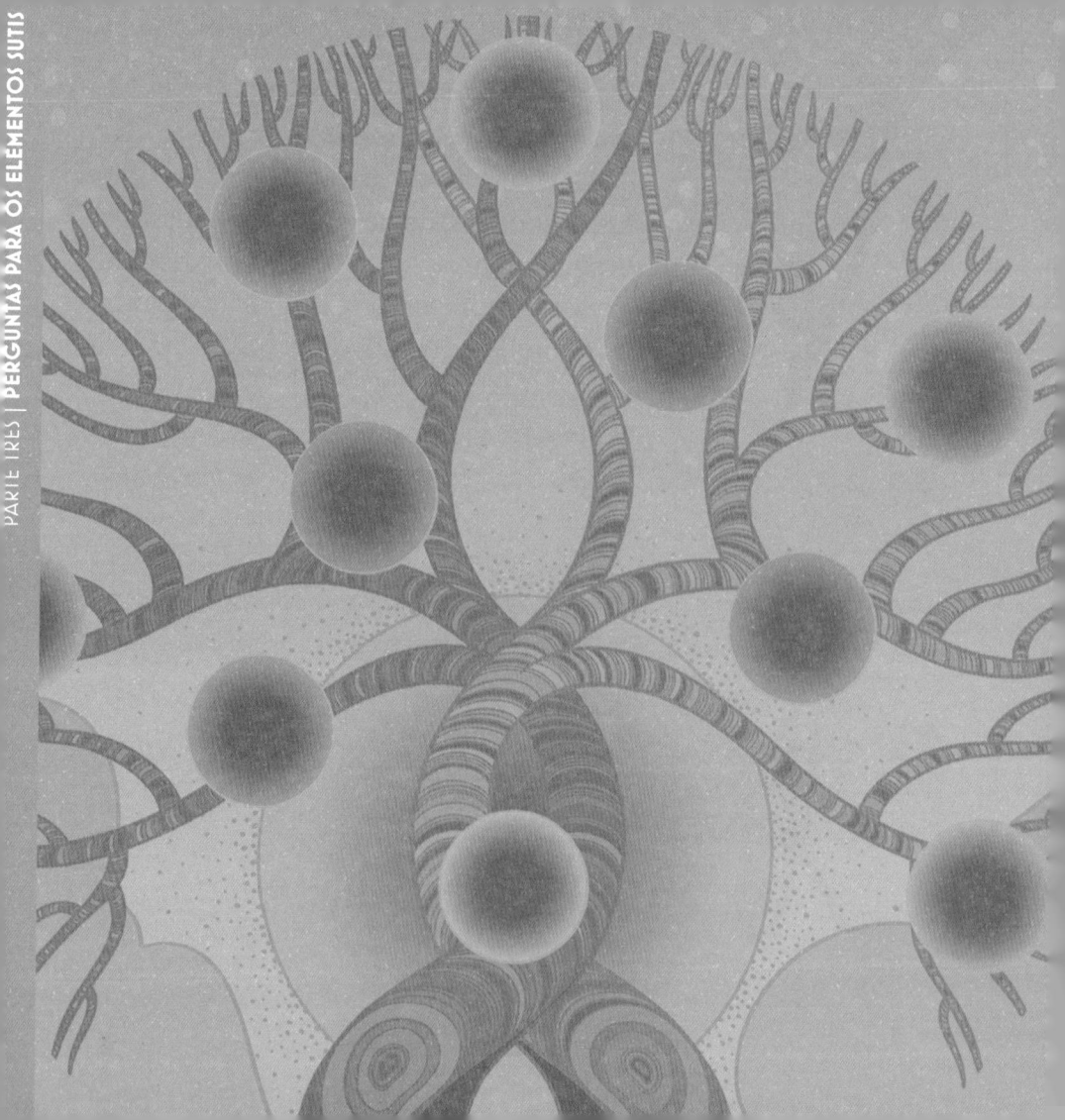

PARTE TRÊS | **PERGUNTAS PARA OS ELEMENTOS SUTIS**

Perguntas para os elementos sutis

Todo elemento sutil revela uma mensagem. Suas perguntas lhe permitirão compreender e aplicar essas energia poderosa.

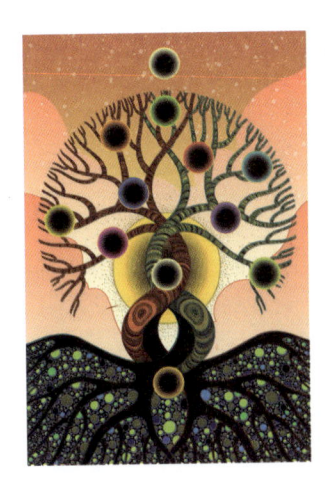

Os Elementos Sutis da Árvore da Vida

Se esta carta for tirada, reconheça que um Elemento Superior permeia a Árvore da Vida. Permita que ele o conduza a um estado de unidade com todas as coisas. Ele também vai fornecer pistas mais profundas para os mistérios dos elementos sutis, uma vez que a Presença é a síntese de todas as energias – e de muito mais. Esta carta atua como representação do Divino. Representa o "EU SOU" pessoal e sua inclusão na Unidade. Interrompa as perguntas e repouse na Presença.

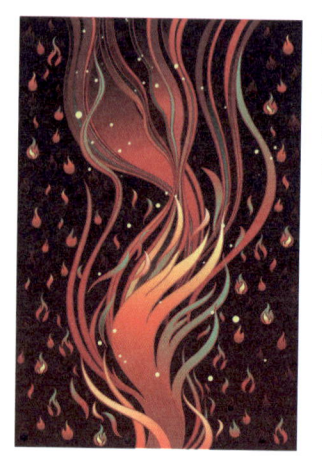

Elemento Fogo

O maior de todos os poderes é uma alma incandescente de paixão. Qual fogo você deve acender dentro de si?

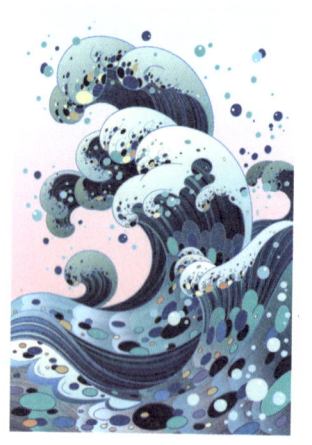

Elemento Água

Imagine-se dentro de uma gotícula de água que contenha mares, lagos e oceanos. Enquanto essas águas o banham e o inspiram, pergunte que ação vai se transformar no rio de seus sonhos.

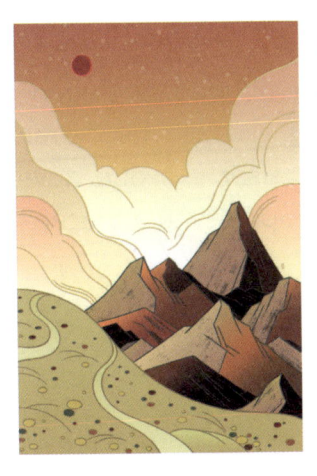

Elemento Terra

A Terra é generosa. Lance suas raízes com profundidade e puxe para cima o que for necessário para se sentir fortalecido. Há alguma maneira de realizar isso que também seja factível?

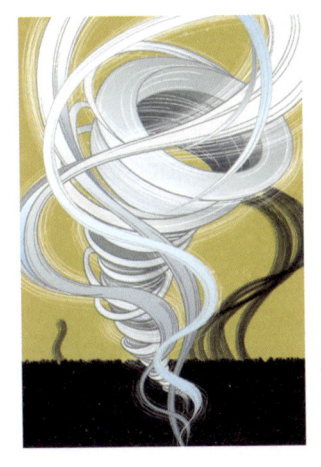

Elemento Ar

Inspire. Essa corrente de ar que entra traz com ela inspiração. Foque a atenção nessa correnteza. Então, exale e peça ajuda para liberar toda resistência.

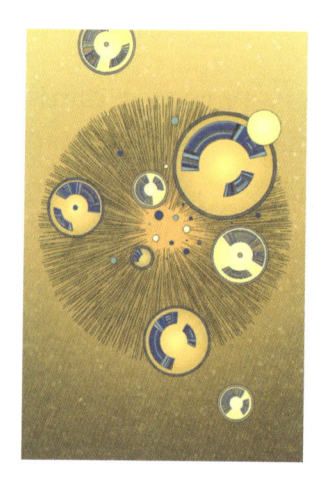

Elemento Metal

A utilidade de uma blindagem depende daquilo que esta é capaz de barrar. O que você deve recusar e o que deve acolher em relação à presente situação?

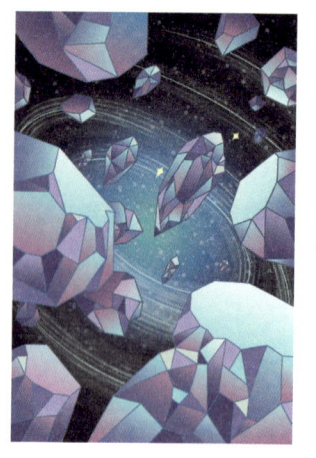

Elemento Pedra

A pedra exata de que você precisa aparece aos olhos da mente. Ela é a cronista de uma história que vai lhe orientar e trazer estabilidade. Que história ela conta?

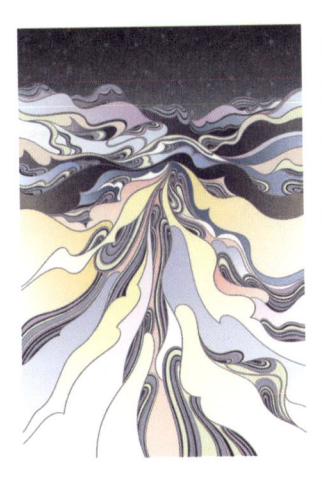

Elemento Éter

Problemas e soluções surgem a partir da mesma substância primária, o Éter. De que modo um desafio corrente determina suas próximas ações?

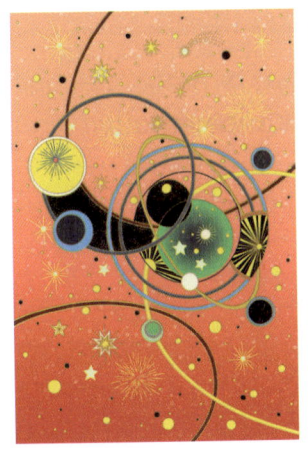

Elemento Estrela (Fogo e Éter)

A magia das estrelas cai constantemente sobre a Terra. Deixe-se infundir com o encantamento de que você necessita. Que inspiração resultante desse processo chama sua atenção?

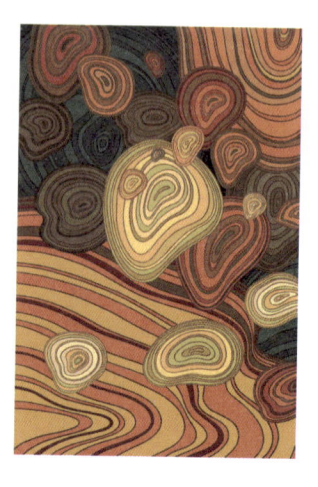

Elemento Madeira

Estamos na primavera. Um botão diminuto vem crescendo dentro de você. Como você o estimula a se desenvolver?

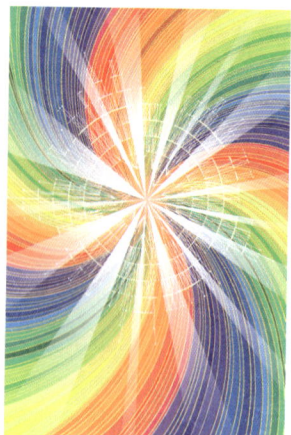

Elemento Luz

Que cor proporciona o amor de que você necessita neste momento?

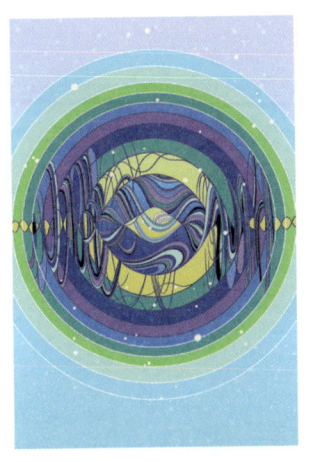

Elemento Som

Que tom, som ou música o ajudará a reivindicar e direcionar seu poder neste instante?

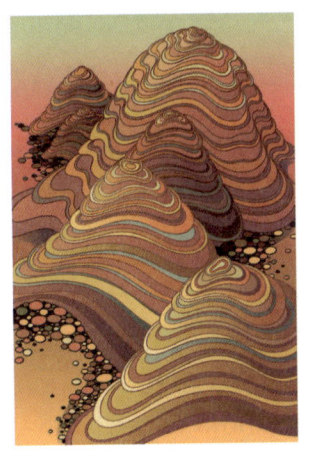

Elemento Argila

A argila é moldada pela maestria artística da vida. O que o chama a construir no presente?

SOBRE A AUTORA

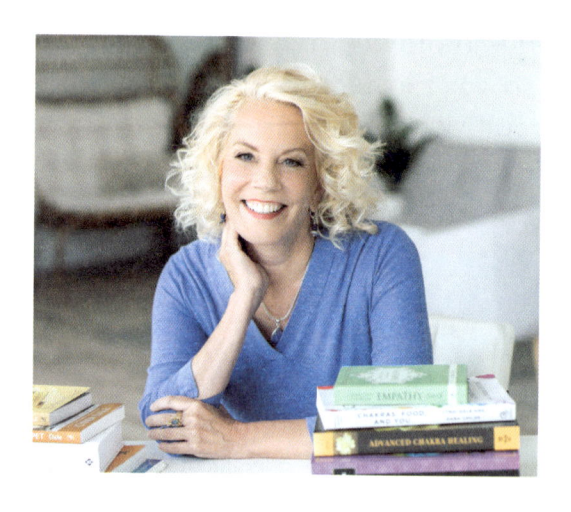

CYNDI DALE é palestrante, autora de renome internacional, agente de cura intuitiva e visionária. Sua paixão é ajudar as pessoas no despertar de sua "energia essencial", dos poderes e das perspectivas que só elas têm. Ela trabalha com milhares de indivíduos a cada ano, nos Estados Unidos e em outros países, e já apresentou seminários e workshops na Rússia, na Inglaterra, no País de Gales, na Holanda, na Islândia e na Escócia.

Coordenou grupos na América do Sul, América Central e África. Ela é presidente da Life Systems Services, uma corporação que oferece cura intuitiva e consultoria empresarial. Cyndi tem experiência em várias modalidades de cura, incluindo xamanismo, cura intuitiva, Reiki etc. Autora de mais de trinta livros inovadores, entre eles, o *Manual Prático do Corpo Sutil*, publicado pela Editora Cultrix, teve seu trabalho traduzido para nove idiomas e também os seguintes prêmios com a publicação de *Enciclopédia de Anatomia do Corpo Sutil*:

- **Prêmio Gold Nautilus 2010**
  Saúde/Cura/Medicina Energética
- **Prêmio Silver Living Now 2010**
  Saúde/Bem-estar
- **2010 IPPY Bronze**
  Nova Era (Mente-Corpo-Espírito)

Para saber mais sobre a autora, visite o site:
https://cyndidale.com

SOBRE A ILUSTRADORA

ADELA LI mora em São Francisco. Seu estilo é influenciado pela arte contemporânea e pelos desenhos chineses, e ela cria ilustrações para revistas, livros, propagandas e embalagens de produtos.

Adela formou-se pela Universidade Academia da Arte. Seus projetos publicitários – como o pôster de Ano Novo Lunar de 2020 e a camisa de Ano Novo de 2021, ambos do Golden States Warriors (NBA), o rótulo do Whisky Blair Athol e o vídeo do Ano do Tigre, para VIEIN – foram vistos no mundo todo. Seu trabalho foi publicado no *New York Times*, na revista *Cell* e em bystronic.com. Também publicou o livro infantil *Flying Fish*.